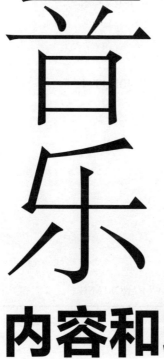

夏侯琳娜◎著

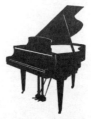

音乐

疗愈的
内容和发展方向

吉林出版集团股份有限公司

图书在版编目（CIP）数据

音乐疗愈的内容和发展方向 / 夏侯琳娜著 . — 长春：

吉林出版集团股份有限公司 , 2024. 7. — ISBN 978-7

-5731-5416-3

Ⅰ . R454.3

中国国家版本馆 CIP 数据核字第 20240BQ094 号

音乐疗愈的内容和发展方向
YINYUE LIAOYU DE NEIRONG HE FAZHAN FANGXIANG

著　　　者	夏侯琳娜	
责 任 编 辑	聂福荣	
封 面 设 计	中尚图	
开　　　本	710mm × 1000mm　1/16	
字　　　数	211千	
印　　　张	12.5	
版　　　次	2024年7月第1版	
印　　　次	2024年7月第1次印刷	

出 版 发 行	吉林出版集团股份有限公司
电　　话	总编办：010-63109269
	发行部：010-63109269
印　　刷	天津中印联印务有限公司

ISBN 978-7-5731-5416-3　　　　　　定价：69.00 元

前　言

音乐是人类表达情感和文化的媒介，也是娱乐和艺术的载体。它跨越语言、文化和时代的隔阂，用旋律、节奏及和声触动人们内心深处的情感与记忆。在漫漫历史长河中，音乐在疗愈身心等方面发挥了不可忽视的作用。

本书便是对这一古老而深刻的主题进行全面探讨的成果。从开始构思到最终定稿，书中每一个章节的撰写工作都充满了挑战，更使我深深地感到音乐疗愈事业的任重道远。

在撰写过程中，我参考了大量国内外关于音乐疗愈的研究文献，结合自身的专业知识和实践经验，详尽地阐述了音乐疗愈的基本概述、社会价值以及个体差异、实践方法、技术工具、服务模式、评价及反馈等议题，力求构建出一个全面、深入且前沿的音乐疗愈知识体系，推动音乐疗愈事业的创新发展。

我也希望通过系统的梳理和阐述，将音乐疗愈的基本理念、历史发展、实践方法及未来前景展现给读者，以引起更多人对这一领域的关注。相信随着科技的进步，音乐疗愈事业将为人类的身心健康带来巨大改变。

感谢在此书写作、编辑、出版过程中提供帮助的所有朋友，诸多良师益友的指导和建议使我受益良多。由于时间仓促，本书难免存在很多不足之处，恳请专家学者批评指正，我将在后续研究中不断加以完善。

夏侯琳娜

2024 年 1 月

目 录

第一章 音乐疗愈的基本概述

第一节 音乐疗愈的定义

一、音乐疗愈的概念

（一）音乐疗愈及其相关术语

音乐疗愈又称"音乐治疗"，是一种系统的、有计划的，利用音乐促进个体身心健康的活动。

音乐医学，主要研究音乐在医学中的应用，包括音乐对人体生理和心理的影响，以及音乐在疾病预防、诊断和治疗中的潜在作用。

音乐心理学，主要研究音乐与心理过程之间的关系，包括音乐感知、音乐记忆、音乐情感等，为音乐疗愈提供理论基础。

（二）音乐疗愈的本质

音乐疗愈融合了音乐学、心理学、医学、教育学等领域的知识，这种跨学科的特点使音乐治疗在多个领域具有广泛的应用前景。

1. 音乐学与音乐疗愈

音乐学为音乐疗愈提供了丰富的音乐资源。通过深入研究音乐的元素和结构，音乐治疗师能够更好地设计适合个体的音乐疗愈方案。同时，不同风格和类型的音乐为音乐疗愈提供了多样化的治疗手段。

2. 心理学与音乐疗愈

心理学揭示了音乐如何影响人的情感和认知过程。通过音乐，人们可以表达自己的情感需求、释放内心的压力，并获得情感上的支持和满足。此外，音乐还可以激发人们的想象力和创造力，为心理治疗提供新的**思路和手段**。

3. 医学与音乐疗愈

医学领域的研究表明，音乐对人体生理健康具有积极的影响。例如，音乐可以降低血压、减轻疼痛、提高睡眠质量等。因此，在医学实践中，音乐疗愈常被用于治疗焦虑症、抑郁症等心理疾病以及缓解疼痛和康复治疗。

4. 教育学与音乐疗愈

教育学探索如何通过音乐教育促进个体的全面发展。在音乐教育中，学生不仅学习音乐知识和技能，还培养审美能力、创造力和团队协作能力等。这些对于个体的身心健康和提高社会适应能力具有重要意义。因此，音乐疗愈在教育领域有着广泛的应用前景。

二、音乐疗愈的范畴

（一）音乐疗愈在不同文化背景下的应用

音乐作为一种文化表达形式，承载着特定时代和地域的价值观。在大多数情况下，音乐是社交和娱乐的核心，其疗愈作用主要体现在提升生活质量和促进社交互动等方面，而在某些文化中，音乐是神圣的，具有驱邪、治病、祈福等功能。

随着全球化的推进，不同文化之间的音乐交流日益频繁，音乐治疗师能够接触到丰富多样的音乐资源。跨文化音乐治疗逐渐成为一个新兴领域，探索如何将不同文化的音乐元素和疗愈方法相结合，以更好地满足多元文化背景下的个体需求。

由于个体的音乐偏好、审美观念和疗愈期望存在一定差异，音乐治疗师需要具备跨文化沟通能力，为个体提供多元化的疗愈方案。

（二）音乐疗愈在不同人群中的适用性

音乐疗愈适用于儿童、中青年、老年等各年龄段人群，对帮助特殊群体在改善生活等方面也发挥着重要作用。

对于儿童来说，音乐游戏和活动能够促进他们的认知、情感、社交和身体等方面的发展。儿童可以通过音乐表达自己的情感，建立积极的自我认同感和人际关系。音乐疗愈在特殊教育领域也发挥着重要作用。例如，音乐可以帮助孤独症儿童提高注意力及沟通能力。

对于中青年来说，听音乐是一种非常有效的缓解压力的方法，能够分散人们的注意力，促进多巴胺分泌，使人产生愉悦感和放松感。在紧张的工作之余听一首轻松愉快的乐曲，可在一定程度上消除紧张、焦虑的情绪。

对于老年人来说，音乐可以唤起他们的回忆和情感共鸣，老年人可以改善记忆力、提升生活质量并感受到生活的美好。音乐疗愈在老年关怀和照护领域也得到广泛应用。例如，在养老院或康复中心等机构中，音乐被用作一种非药物治疗手段来缓解老年人的孤独感、焦虑症状和抑郁情绪。

对于残疾人来说，音乐可以帮助他们发展自我表达能力、提高自信心并促进社交互动。例如，通过打击乐器演奏或舞蹈等活动，残疾人可以体验到成功的喜悦和团队合作的乐趣。对于精神疾病患者来说，音乐可以作为一种非侵入性的治疗手段来缓解他们的症状并提升生活质量。例如，对于抑郁症患者来说，音乐可以帮助他们调节情绪状态、减轻抑郁症状，并提高自我认知能力。

第二节　音乐疗愈的历史发展

一、古代音乐疗愈

（一）古代文明中音乐用于治疗的历史

自古以来，音乐在各大文明中扮演着重要角色，特别是在治疗方面。

1.古埃及文明

在古埃及，音乐被用于治疗疾病，特别是与精神健康相关的疾病。例如，祭司和医生会使用音乐来安抚病人的情绪，帮助他们恢复健康。

2. 古希腊文明

古希腊哲学家和医生对音乐的治疗作用进行了深入研究。他们认为，音乐可以影响人的情感和灵魂，有助于治疗各种身心疾病。在古希腊，音乐也是教育和娱乐的重要组成部分。通过演奏和聆听音乐，人们可以培养美德、提升智慧并享受愉悦。

3. 古印度文明

在古印度，音乐与哲学紧密相连。《吠陀经》中记载了许多用于治疗和冥想的音乐咒语和旋律。印度音乐也被用于治疗疾病，特别是通过声音振动来平衡身体的能量中心（脉轮）。这种实践在现代仍然有所保留，被称为"声音疗法"或"音乐冥想"。

4. 中国古代文明

在中国古代，音乐被广泛应用于医疗和养生领域。《黄帝内经》等医学经典中就有关于音乐与身心健康关系的论述。中国古代音乐疗愈实践常与五行理论、阴阳平衡等中医理念相结合。通过选择特定的音乐类型和演奏方式，治疗师旨在调和患者的气血、平衡阴阳，以达到治疗疾病的目的。

（二）古代音乐疗愈的实践和理论

古代音乐疗愈的实践和理论是相互交织的，它们共同构成了古代音乐治疗体系的基础。

1. 实践方面

在古代，音乐治疗师会根据患者的具体情况（如年龄、性别、病情等）选择适当的音乐类型和演奏方式。这种个性化的治疗方法有助于确保治疗效果的最大化。古代音乐疗愈常常与舞蹈、戏剧等其他艺术形式相结合，全面满足患者的需求，提升治疗效果。

在环境的选择方面，古代音乐治疗通常在特定的环境中进行，如寺庙、宫廷或专门的治疗室。这些环境有助于营造一种宁静、祥和的氛围，有利于患者的康复。

2. 理论方面

在音乐与情感的关系方面，古代哲学家和医生们认为音乐可以直接影响人的情感。不同调式和节奏的音乐可以引发不同的情感反应，如快乐、悲伤、愤怒等。通过选择合适的音乐，治疗师可以帮助患者调节情感状态，达到身心和谐的目的。

在音乐与身体健康的关系方面，古代医学理论认为音乐可以影响人体的生理功能。例如，某些音乐可以促进血液循环、缓解疼痛、提高睡眠质量。这些理论为古代音乐治疗师提供了指导，使他们能够更有针对性地选择音乐来治疗各种疾病。

在音乐与道德教育的关系方面，在古代社会，音乐被视为一种道德教育的手段。通过演奏和聆听特定的音乐作品，人们可以培养美德、提升品格并形成良好的社会风尚。这种观念在古希腊文明和古罗马文明中体现得尤为显著，这一时期的哲学家和教育家们高度重视音乐在道德教育中发挥的作用。

二、现代音乐疗愈的演变

（一）音乐疗愈从古代实践到现代科学研究的转变

随着科技的进步和医学模式的变革，现代音乐疗愈已经从古代的经验性实践逐步发展为一门建立在科学研究基础上的学科。这一转变主要体现在以下几个方面。

1. 研究方法的科学化

在实验研究的兴起方面，现代音乐疗愈开始借鉴心理学、医学等领域的实验设计方法，通过随机对照试验等方式来验证音乐治疗的效果。

在量化评估的应用方面，引入各种量表和评估工具，对音乐治疗的效果进行客观、可重复的量化评估。

在技术手段的革新方面，利用神经科学的技术手段（如脑电图、功能性核磁共振成像等）来探索音乐对大脑活动的影响，揭示音乐治疗的作用机制。

2. 理论基础的拓展

在跨学科的理论融合方面，现代音乐疗愈理论不再局限于音乐学本身，而是广泛吸收心理学、神经科学、医学等多个学科的理论成果。

在认知行为疗法的结合方面，将音乐与认知行为疗法相结合，通过音乐来改变个体的认知模式和行为习惯。

3. 应用领域的拓宽

音乐疗愈不再仅仅局限于医疗和康复领域，而是逐渐拓展到教育领域，如特殊教育、儿童发展等。

在心理咨询领域，音乐充当着沟通媒介，帮助个体表达情感。

在社会工作领域，音乐疗愈被用于提升社区凝聚力、改善人际关系等方面。

（二）现代音乐疗愈在不同领域的整合

现代音乐疗愈的发展呈现出明显的跨学科整合趋势，不同领域之间的合作与融合为音乐治疗带来了新的机遇和挑战。

1. 心理学与音乐疗愈的整合

心理学为音乐疗愈提供了关于情感调节的理论基础，指导音乐治疗师通过音乐来帮助个体调节情绪状态。结合认知心理学的理论和方法，音乐被应用于提高个体的注意力、记忆力和思维能力。

2. 医学与音乐疗愈的整合

在医学领域，音乐被证明是一种有效的非药物疼痛管理手段，能够减轻患者在手术、化疗等医疗过程中的疼痛感。对于慢性病患者来说，音乐可以帮助他们缓解压力、提高睡眠质量及生活质量。

3. 康复学与音乐疗愈的整合

在神经康复领域，音乐被用于刺激大脑功能重塑、改善运动协调性和语言功能。音乐疗愈是一种非侵入性的治疗手段，有助于提高孤独症、多动症儿童的社交能力。

4. 教育学与音乐疗愈的整合

在特殊教育中，音乐被用作一种教学工具和沟通媒介，帮助有特殊需求的学生提高学习能力、社交技能和自我表达能力。

在普通教育中，音乐也被广泛应用于课堂教学和学生辅导中，以提升学生的学习兴趣、创造力和团队协作能力。

第三节 音乐与心理、生理之间的联系

一、音乐对心理的影响

（一）音乐如何影响情绪

音乐作为一种艺术形式，具有独特的情绪调节功能。不同的音乐元素，如旋律、节奏、和声和音色，都能引发人们不同的情绪反应。

1. 音乐元素与情绪反应

悲伤的旋律往往使人感到忧郁，而欢快的旋律则能激发积极情绪。快节奏的音乐能使人感到兴奋并充满活力，而慢节奏的音乐则有助于放松和冥想。不同的乐器能传达出不同的情感色彩，如钢琴的柔和、吉他的轻快等。

2. 音乐与记忆的情感联系

特定的音乐或歌曲往往与个人记忆相关联，听到这些音乐时能唤起强烈的情感回忆。通过音乐表达和释放情感，有助于个体处理过去的创伤和痛苦。

3. 音乐在情绪调节中的应用

利用音乐来帮助个体识别和管理情绪，促进情绪健康。通过选择适当的音乐来调整情绪状态，如听舒缓的或轻快的音乐以缓解压力或提高工作效率。

（二）音乐如何影响认知和行为

音乐不仅影响情绪，还对认知和行为产生深远影响。研究表明，音乐能刺激大脑多个区域的活动，提升认知功能并促进行为改变。

某些类型的音乐特别是古典音乐，被证明能提高人的注意力和专注力。

音乐可以作为一种记忆工具，帮助人们更好地回忆和学习信息。音乐创作和即兴演奏能激发人的创造力和想象力。

欢快的音乐能激发人们积极参与活动和社交互动。柔和的音乐有助于减少冲动行为。

神经科学研究表明，音乐能刺激大脑中的奖赏系统，释放多巴胺等神经递质，从而改善身心健康。长期的音乐训练能改变大脑结构，提高人们的认知能力。

（三）音乐在心理治疗中的应用和效果

音乐可帮助人们放松身心、缓解紧张情绪、减轻焦虑和抑郁症状、减轻疼痛感、提高睡眠质量。在实践中，音乐可用于个体疗愈，治疗师根据个体需求设计疗愈方案；也可用于团体活动，人们通过参与创作、演奏等音乐活动加强团队建设。

在临床实践案例方面，介绍具体的音乐治疗案例，展示其在不同心理问题中的应用和效果。

在科学评估方法上，介绍如何评估音乐治疗的效果，包括主观报告、行为观察和生理指标等。

在未来研究方向上，探讨音乐治疗在心理学领域的发展趋势和潜在应用领域。

二、音乐对生理的影响

（一）音乐如何影响生理过程

音乐作为一种声波振动，能够通过听觉系统影响我们的生理过程。不同的音乐类型和元素，如节奏、音量和音色，都能对我们的身体产生不同的影响。

1. 音乐与心率、血压的调节

快节奏、高强度的音乐往往会导致心率加快、血压升高，这是因为身体对音乐的节奏产生了生理反应，准备进行活动或应对挑战。相比之下，慢节奏、柔和的音乐则能够使心率减慢、血压降低，有助于身体的放松和休息。

2. 音乐与呼吸的关联

音乐的节奏可以影响我们的呼吸模式。例如，在聆听慢节奏的音乐时，我们的呼吸可能会变得更深、更慢。通过改变呼吸模式，音乐还能够进一步影响我们的情绪状态，从而形成生理—心理的良性循环。

3. 音乐与激素水平的调节

愉悦的音乐能够刺激大脑释放内啡肽等快乐激素，从而调节身心健康。此外，音乐还能够降低应激激素如皮质醇的浓度，有助于缓解压力和焦虑。

（二）音乐对人体的作用

由于音乐具有心理、生理调节功能，因此可对人体产生多种影响。

人们在听音乐的过程中可以将注意力从疼痛转移到其他积极的体验上，从而减轻痛感，以及缓解由疼痛引起的焦虑和抑郁情绪。

治疗师可以利用音乐的节奏和旋律刺激运动能力受损者的运动神经，促进其肌肉运动，改善其注意力、记忆力和语言能力等。

长期聆听舒缓的音乐可以减少人们的应激反应，减少由压力引起的身体疾病和心理问题。音乐能够刺激免疫系统，提高身体对疾病的抵抗力。睡前聆听柔和的音乐有助于身心放松，提高睡眠质量，从而提高白天的精力和工作效率。

第四节　音乐疗愈的作用机制

一、神经生物学

（一）音乐与神经系统的相互作用

音乐作为一种复杂的声音刺激，通过我们的耳朵进入听觉系统，进一步被解析为不同的频率、节奏和音色等要素。这些要素在大脑中被加工处理，引发神经元的放电活动，形成我们对音乐的感知和理解。

首先是激活听觉皮质，这是大脑处理声音信息的主要区域。不同的音乐元素，如旋律、和声和节奏，会在听觉皮质的不同部位引发特定的神经活动。

其次是激活杏仁核和前额叶等与情感处理相关的区域，使我们能够感受到音乐带来的愉悦、悲伤或兴奋等。

最后是激活顶叶等感觉区域。这些区域负责注意力、记忆和决策等高级认知功能，使我们能够集中注意力聆听音乐，记住旋律和歌词，并在必要时做出反应。

不同的音乐类型可以引发不同的神经活动模式，从而产生不同的心理效应。

（二）音乐与神经递质的关系

神经递质是大脑传递信息的化学物质，它们在神经元之间传递信号，调节大脑的功能状态。研究发现，音乐可以刺激大脑释放多种神经递质，这些物质与我们的心理状态密切相关，具体有以下几种。

多巴胺。多巴胺是一种与愉悦感和奖励机制相关的神经递质。当我们听到喜欢的音乐时，大脑会释放多巴胺，使我们感到愉悦和满足。

血清素。血清素是一种与放松和减轻焦虑相关的神经递质。某些类型的音乐可以刺激大脑释放更多的血清素，从而帮助我们放松身心、减轻压力、缓解焦虑。

其他神经递质。除了多巴胺和血清素外，音乐还可以影响其他神经递质的水平，如去甲肾上腺素和乙酰胆碱等。这些物质在调节大脑的功能状态和心理状态方面起着重要作用。

通过调节神经递质的释放，音乐能够调节我们的心理状态，帮助我们更好地应对生活中的挑战和压力。

（三）音乐与大脑结构功能改变的研究

长期的音乐训练和音乐活动不仅可以改变我们的心理状态，还可以对大脑的结构和功能产生深远影响，具体体现在以下几个方面。

大脑灰质的增加。研究发现，长期接受音乐训练的人的某些脑区的灰质体积有所增长。灰质是大脑中处理信息的神经元胞体的主要组成部分，其体积的增加意味着这些区域的神经元数量增多或连接更加复杂。

听觉皮质的重塑。音乐家在听觉处理方面表现出与普通人不同的特征，这可能与长期的音乐训练有关。研究发现，音乐家的听觉皮质在结构和功能上都有所改变，使他们能够更敏锐地感知和分析声音信息。

运动控制和记忆功能的提升。除了听觉处理外，音乐训练还可以提升大脑的运动控制和记忆功能。音乐家在演奏时需要精确控制乐器，这种训练提升了大脑在运动控制方面的能力，识记乐谱等任务在一定程度上提升了记忆能力。这些改变与音乐对大脑的刺激和训练有关，进一步证明了音乐对大脑的影响。

二、心理学

（一）音乐与记忆、联想的关系

音乐在人类文化中扮演着独特的角色，它与我们的记忆和联想紧密相连。这种联系不仅体现在个人层面，也贯穿于历史长河。

1. 个人记忆的唤醒

当熟悉的旋律响起，我们往往会不自觉地回想起与之相关的场景、人物或情感。这是因为音乐能够刺激大脑的记忆区域，使得过去的经历重新浮现。这种记忆唤醒的过程有时是愉快的，有时则可能带有伤感或怀念。然而，不论情感色彩如何，音乐都为我们架起了一座通往过去的桥梁，帮助我们重新感悟那些曾经对我们产生过影响的重要时刻。

2. 集体记忆的共鸣

除了个人记忆外，音乐还能够唤起集体记忆。某些歌曲或旋律可能代表着一个时代、一个文化群体或一个国家的共同记忆。当这些音乐响起时，人们会感受到一种强烈的归属感并引发情感共鸣。这种共鸣有助于增强社会凝聚力和文化认同感。

3.联想与创造力的激发

音乐不仅能够唤醒记忆，还能够激发联想和创造力。通过音乐的引导，我们可以想象出丰富的画面和情境，创造出新的故事。这种联想和创造的过程对于心理治疗非常有价值，因为它可以帮助人们以新的方式看待问题，找到新的解决方案。

（二）音乐与情感体验的关联

音乐是一种极具表现力的艺术形式，它能够直接触动我们的情感。不同的音乐类型和风格可以引发不同的情感体验，从而满足人们多样化的情感需求。

人们可以通过音乐表达自己的喜怒哀乐、爱恨情仇等复杂情感。有时候，言语无法准确描述我们内心的感受，但音乐可以。通过演唱、演奏或聆听音乐，我们可以将内心的情感释放出来，获得一种宣泄和满足。

当我们处于孤独、悲伤或焦虑等负面情绪时，音乐可以成为我们的情感寄托。有时候，一首悲伤的歌曲反而能让我们感到宽慰，因为它表达了我们内心的感受，让我们感到被理解和接纳。同时，通过音乐的共鸣，我们可以找到与他人共同的情感体验，从而减轻孤独感。

除了表达和释放情感外，音乐还可以调节我们的心理状态。当我们感到疲惫或沮丧时，可以听一些轻松愉快的乐曲，舒缓神经；而当我们需要振奋精神时，可以听一些激昂热烈的乐曲，激发斗志。

（三）社会文化背景对音乐疗愈效果的影响

社会文化背景是影响音乐疗愈效果的重要因素之一。不同的文化和社会环境塑造了人们对音乐的独特感知和理解方式。

不同文化背景下的人往往对音乐有不同的偏好和解读。例如，某些音乐风格或元素可能在一种文化中备受推崇，而在另一种文化中则可能被视为平淡无奇或难以接受。因此，在音乐治疗过程中，治疗师需要充分了解患者的文化背景和音乐偏好，以确保所选音乐能够引起患者的共鸣和兴趣。

社会环境也会影响音乐疗愈的效果。音乐多被视为娱乐和消遣的工具，而在一些地区，音乐却承载着身体治疗的功能。这些不同的社会功能会影响人们对音乐的期望和接受程度，从而影响音乐疗愈的效果。

尽管受到多种因素的影响，但跨文化音乐疗愈的实践仍然具有广阔前景。治疗师融合不同文化背景下的音乐元素和治疗方法，能够为患者提供多元化、个性化的音乐疗愈体验。

三、综合模型

（一）神经生物学与心理学的结合

在深入探讨音乐疗愈的过程中，我们不难发现，神经生物学与心理学尽管研究领域不同，但研究方法有较大交集，具有一定的相关性。

神经生物学帮助我们深入理解了音乐如何影响大脑功能状态。研究表明，音乐能够激活大脑中的多个区域，包括听觉皮质、情感处理区域和认知控制区域等。这些区域的相互作用对人的情绪、认知和行为产生影响。通过调节神经递质的释放，音乐能够改善人的心理状态，如减轻焦虑、提升愉悦感等。

心理学则从另一个角度揭示了音乐疗愈的深层原理。音乐与记忆、联想的紧密联系使得人们能够通过音乐回忆起过去的经历和情感，从而达到心理疗愈的效果。同时，音乐作为一种情感表达的艺术形式，为人们提供了情感释放和共鸣的平台。在社会文化背景的影响下，音乐还能够成为个体与社会之间的桥梁，帮助人们建立积极的人际关系。

神经生物学与心理学在音乐疗愈过程中并非孤立存在，而是相互作用、共同影响人的身心健康。例如，当音乐激发大脑中的愉悦感时，这种愉悦感可能会进一步激发人们的积极情绪和社交行为。反之，积极的社会互动和情感体验也可以反过来促进大脑中神经递质的释放，从而提升音乐的疗愈效果。

（二）未来研究方向和潜在的临床应用

随着对音乐疗愈作用机制的深入理解，未来研究将更加注重其在不同人群中的应用效果和作用机制。

1. 针对不同人群的研究

未来研究可以进一步关注音乐疗愈在不同年龄段、不同文化背景以及具有特殊需求的人群中的应用效果。例如，研究音乐对儿童智力发展和情感培养的影响；探索音乐在老年人认知功能维护和心理健康促进中发挥的作用；针对患有焦虑症、抑郁症等心理疾病的人群，研究音乐疗愈的干预效果和作用机制。

2. 音乐类型与风格的差异化研究

不同的音乐类型和风格对不同的心理问题产生不同的干预效果。因此，未来的研究可以更加关注音乐类型与风格的差异化研究。例如，比较古典音乐、流行音乐、民族音乐等不同类型的音乐对个体心理健康的影响；或者针对特定的心理问题，如失眠、压力等，研究哪种音乐风格更加有效。

3. 结合现代科技的创新研究

随着现代科技的不断进步，未来的音乐疗愈研究可以结合虚拟现实、人工智能等先进技术进行创新。例如，利用虚拟现实技术为个体提供更加沉浸式的音乐体验；或者利用人工智能算法分析个体的音乐偏好和心理状态，为其提供更具个性化的音乐疗愈方案。这些创新研究将有助于提升音乐疗愈的干预效果。

4. 潜在的临床应用

基于以上研究，音乐疗愈在临床实践中将具有更加广泛的应用前景。例如，在心理咨询和治疗领域，音乐疗愈作为一种有效的辅助手段，帮助个体处理情感问题，提升自我认知能力；在康复治疗领域，针对患有脑损伤、神经性疾病等的病人，音乐疗愈可以促进其大脑功能的恢复和重建；在教育领域，音乐疗愈可被应用于特殊教育、学前教育等场景，促进儿童的全面发展。

第二章　音乐疗愈的社会价值

第一节　提高生活质量

一、音乐疗愈对个体生理健康的改善

音乐作为一种非药物治疗手段，在改善人们的生理健康方面发挥着重要作用。它能够调节心率、血压和呼吸等生理指标以及减轻疼痛感和药物依赖，提高人们的生活质量。

（一）调节生理指标

1. 调节心率、血压和呼吸

研究表明，柔和、舒缓的音乐能够降低心率和血压，有助于人们放松身心。这种音乐通常具有平稳的节奏和音量，能够引导听者进入放松状态。

节奏明快的音乐能够提高心率和血压，激发人们的动力和活力。这种音乐通常用于运动、健身等场景，帮助人们全情投入活动。

除了对心率和血压的影响外，音乐还可以调节呼吸频率和深度，提高心肺功能和代谢水平。

2. 缓解疼痛

音乐作为一种有效的分散注意力的手段，帮助人们将注意力从疼痛感上转移开来。通过聆听喜爱的音乐或参与音乐活动，人们能够暂时忘记疼痛带来的不适。

此外，音乐还可以刺激大脑释放内啡肽等天然止痛物质，帮助人们减轻疼痛感。

3. 减轻药物依赖

对于长期使用药物来控制疼痛或焦虑的患者来说，音乐可以作为一种替代疗法，帮助其缓解疼痛和焦虑情绪，减少对药物的依赖。

同时，音乐可以作为辅助治疗手段与药物结合使用。在药物治疗的基础上加入音乐疗愈，可以提高治疗效果，减少药物的不良反应。

（二）促进康复

在康复医学领域，音乐被广泛应用于各种康复治疗中。通过结合音乐元素和康复动作或任务，治疗师能够激发来访者的积极性和参与度，提高康复效果。

治疗师利用音乐的节奏和旋律引导人们进行运动训练，或者引导人们参加乐器演奏、创作歌曲等音乐活动，锻炼动手能力、协调能力。

语言能力受损者可以跟随音乐进行发音练习，恢复语言能力。运动能力受损者可利用音乐刺激运动神经中枢，促进肌肉运动。

此外，音乐还有助于提高平衡感，减少意外跌倒等情况；改善认知能力，通过聆听音乐锻炼注意力、记忆力和语言能力；激发想象力和创造力。

二、音乐疗愈对心理健康的提升

除了对生理健康的改善外，音乐疗愈还在提升心理健康方面发挥着重要作用。通过调节情绪状态、培养积极心态以及提升社交和认知能力，音乐能够帮助我们更好地应对疾病带来的心理问题。

（一）音乐对情绪状态的调节

音乐作为一种艺术形式，具有独特的情感表达和调节功能。在医学和心理领域，音乐被广泛应用于调节个体的情绪状态，特别是对于缓解焦虑、抑郁等情绪问题以及培养积极心态具有显著功效。

1. 调节情绪

音乐能够引发我们的情感共鸣，使我们感受到被理解和被接纳。我们可以运用音乐的旋律、节奏和歌词表达自己的内心感受，从而释放压抑的情绪。柔和、舒缓的音乐则可以引导我们进入放松状态，缓解紧张和焦虑。

在音乐治疗过程中，治疗师会根据来访者的情绪状态和需求，选择合适的音乐进行干预。通过聆听音乐、参与音乐活动或创作音乐等方式，逐渐解决情绪问题，恢复内心的平衡。

2. 培养心态

音乐主要通过节奏和旋律传递信息，引起我们的情感共鸣，使我们基于生活经验在脑海中浮现出意象内容。励志的歌曲和积极的乐曲可以激发我们的内在力量，使我们勇于面对人生中的难关，感受到自己并不孤单。

参与音乐创作和表演活动为我们提供了表达自我、宣泄情感的途径，帮助我们更好地认识自己、接纳自己，培养积极的心态。

（二）音乐对患者社交与认知能力的提升

除了对情绪状态的调节外，音乐还在提升患者的社交能力和认知能力方面发挥着作用。

参与合唱、合奏及音乐沙龙等集体活动，有助于提升我们的社交能力、增强团队合作意识、促进人际交往。

聆听和分析复杂的音乐作品需要我们集中注意力，记忆旋律和歌词等内容。这个过程可以锻炼大脑的认知能力，特别是记忆力和注意力等方面。

总之，音乐这种富有创造性和想象力的艺术形式能够激发大脑的创造力和想象力，对于人的思维能力发展有着极大的推动作用。

第二节 缓解社会压力，促进心理健康

一、音乐疗愈在个体压力管理中的应用

在当今快节奏的社会中，个体面临着来自工作、生活等多方面的压力。

音乐作为一种非药物的疗愈手段，在个体压力管理中发挥着越来越重要的作用。通过音乐的放松效果和心理健康促进作用，人们能够有效地缓解压力，提升心理健康水平。

（一）减轻压力

1. 减轻工作压力

在现代社会，较长的工作时间、繁重的工作任务、紧张的工作氛围使人们的压力越来越大。作为一种简单实用的放松手段，音乐被越来越多地应用于工作场所，帮助员工缓解压力、提升工作体验。

柔和的背景音乐可以营造出一种轻松、舒适的工作氛围，有助于舒缓员工的情绪。对于需要长时间集中注意力的工作，在工作间隙或休息时间播放音乐，也可以帮助员工恢复精力。此外，音乐还可以激发员工的积极情绪，使他们在面对工作压力时更加乐观、自信。

2. 减轻生活压力

生活压力源自家庭关系、人际关系等多个方面。音乐作为一种情感宣泄和心灵慰藉的方式，能够缓解生活压力，提升人们的生活幸福感。

在家庭中，播放家庭成员喜欢的音乐能够增进情感交流，提高家庭的凝聚力。在独处时聆听音乐，让人们暂时忘却了烦恼，从而达到放松身心、减轻压力的效果。

此外，音乐还可以作为一种情感宣泄的途径。当人们面临生活压力时，通过聆听或创作音乐来表达内心的情感，可以帮助他们释放压力、平衡情绪。这种情感宣泄的过程不仅可以缓解心理压力，还有助于提升人们的自我认知和情感管理能力。

对于青少年群体来说，他们面临着学业压力、人际关系压力等多方面的挑战。流行音乐以其独特的旋律和节奏感帮助青少年宣泄情感、缓解学业压力。同时，通过参与音乐活动或创作音乐，青少年可以提升自信心和团队协作能力，从而更好地应对生活中的挑战。

对于职场人士来说，他们面临着工作压力、职业发展压力等多重压力。

古典音乐或轻音乐以其优美的旋律和宁静的氛围帮助职场人士放松心情、提高工作效率。同时，在工作场所播放合适的背景音乐，可以营造出一种积极的工作氛围，提升团队的凝聚力和创造力。

对于老年人来说，他们可能面临着孤独感、身体机能下降等压力。怀旧音乐以其熟悉的旋律和歌词唤起老年人的美好回忆，减轻孤独感。同时，通过参与音乐活动或学习演奏乐器等方式，老年人可以保持身心健康，提升生活质量。

（二）促进健康

1. 预防和治疗心理疾病

焦虑、抑郁等心理疾病已经成为现代社会常见的心理健康问题，主要治疗手段是药物治疗和心理治疗。近年来，音乐作为一种非药物治疗手段，在预防和治疗心理疾病方面日益受到关注。

音乐具有独特的情感表达和调节功能，能够直接触及人们的心灵深处。通过聆听音乐或参与音乐活动，个体可以感受到愉悦和放松的情绪体验。这种积极的情绪体验有助于缓解焦虑和抑郁症状，改善个体的心理状态。此外，音乐还可以激发个体的积极情绪和自信心，帮助他们更好地面对生活中的困难和挑战。

在预防心理疾病方面，音乐也发挥着重要作用。日常生活中的焦虑、紧张等负面情绪是心理疾病的潜在诱因，而音乐作为一种放松手段，可以帮助个体及时释放压力、调节情绪，从而预防心理疾病的发生。此外，通过参与音乐活动，个体还可以拓展社交圈子、增强人际交往能力，这是预防心理疾病的重要途径。

需要注意的是，虽然音乐在预防和治疗心理疾病中具有一定的辅助作用，但并不能完全替代传统的药物治疗和心理治疗。在面对心理疾病时，个体应该根据自身具体情况选择合适的治疗方法，并在专业医生的指导下进行治疗。

2. 提升个体心理韧性

心理韧性是个体在面对压力和逆境时能够迅速恢复和适应的能力。在现代社会中，人们面临着来自各方面的压力，如工作压力、生活压力、人际关系压力等。因此，提升个体的心理韧性和应对能力显得尤为重要，而音乐在这方面发挥着不可忽视的作用。

音乐通过激发个体的内在力量和积极情绪提升心理韧性。音乐中蕴含的积极能量和信念支持可以激发个体的内在动力，使他们在面对困难和挑战时更加坚韧不拔。同时，音乐可以帮助个体培养乐观、自信的心态，从而更好地应对生活中的各种压力。

音乐可以帮助个体培养应对压力的策略和技巧。通过参与音乐活动或学习演奏乐器等方式，个体可以学会如何调节情绪、如何放松身心、如何与他人合作等技巧。这些技巧不仅可以帮助个体更好地应对压力和挑战，还可以提升他们的自我认知和情感管理能力。此外，一些特定的音乐形式，如冥想音乐、放松训练音乐等，还可以帮助个体进行深度放松和内心平静的训练，从而提高他们的应对能力。

由于个体需要经历长期的音乐熏陶才能提高心理韧性，所以在日常生活中应积极参与各种音乐活动。社会各界也应加大对音乐教育的支持力度，为个体提供更多的音乐学习资源和机会。

二、音乐疗愈在集体心理健康服务中的作用

除了对个体的积极影响外，音乐疗愈还在集体心理健康服务中发挥着重要作用。通过音乐的集体参与和共享体验，人们能够增强彼此之间的情感联系和归属感，从而提升集体的心理健康水平。

（一）音乐在公共心理健康促进活动中的应用

1. 音乐在社区心理健康服务中的应用

随着社会的不断发展，人们对心理健康的重视程度日益提高。社区作为居民生活的重要场所，承担着为居民提供多元化、全方位服务的职责，其中，心理健康服务是不可或缺的一部分。音乐，以其独特的魅力和广泛的影响力

被越来越多地应用于社区心理健康服务中，为居民的心理健康保驾护航。

在社区心理健康服务中，音乐的应用形式多种多样。例如，社区可以定期组织音乐会，邀请专业乐团或本地音乐爱好者为居民献上精彩的音乐表演。这种音乐会不仅能够为居民提供放松身心、享受艺术的机会，还能够促进居民之间的交流和互动，提高社区的凝聚力。此外，音乐工作坊也是社区心理健康服务中的一种有效形式。通过组织居民参与音乐创作、演奏等活动，音乐工作坊能够帮助居民释放压力、表达情感，提升自我认知和情感管理能力。

音乐在社区心理健康服务中的应用效果是显著的。一方面，音乐能够帮助居民放松身心、缓解压力。在快节奏的生活中，人们常常感到疲惫和紧张，而音乐以其独特的旋律和节奏带给人们愉悦和放松的感觉，有助于缓解压力、维持身心健康。另一方面，音乐还能够促进居民之间的交流和互动。在音乐会或音乐工作坊中，居民们可以共同欣赏音乐、分享感受，从而增进彼此之间的友谊。这种社交互动不仅能够提升居民的幸福感，还有助于构建和谐社区。

为了更好地发挥音乐在社区心理健康服务中的作用，我们需要关注以下几个方面：一是要提升音乐活动的专业性和针对性。社区应该根据居民的需求和兴趣，组织专业化、多样化的音乐活动，以满足不同群体的心理健康需求。二是要加强音乐与心理健康教育的结合。社区可以通过开展音乐与心理健康知识讲座、音乐治疗工作坊等活动，帮助居民了解音乐与心理健康之间的关系，提升他们的心理健康素养。三是要建立长效机制，确保音乐在社区心理健康服务中的持续应用和发展。

2. 音乐在学校心理健康教育中的应用

学校是青少年成长的重要场所，也是心理健康教育的关键环节。在这个关键时期，青少年的心理健康状况对其未来发展具有重要影响。因此，学校心理健康教育显得尤为重要。音乐作为学校教育的重要组成部分，不仅有助于培养学生的审美能力和创造力，还能够在心理健康教育中发挥独特的作用。

在学校心理健康教育中，音乐的应用形式丰富多样。首先，学校可以通过开设音乐课程为学生提供系统的音乐教育。这些课程不仅可以教授学生基本的音乐知识和技能，还可以引导学生通过音乐表达情感、释放压力。其次，学校还可以组织各类音乐活动，如歌唱比赛、器乐比赛、音乐节等。这些活动不仅可以为学生提供展示自我的平台，还可以培养他们的团队合作精神和自信心。此外，学校还可以将音乐与心理健康教育相结合，通过开设音乐心理课程、组织音乐治疗活动等方式，帮助学生更好地认识自我、管理情绪、建立积极的人际关系。

音乐在学校心理健康教育中的应用效果也是显著的。首先，音乐能够帮助学生释放压力、调节情绪。在学习和生活中，青少年常常面临各种压力和挑战，而音乐以其独特的旋律和节奏帮助他们放松身心、缓解压力。其次，音乐还能够培养学生的审美能力和创造力。通过欣赏和创作音乐，学生可以感受到音乐的美感和力量，从而提升自身的审美水平和创造力。最后，音乐还能够促进学生的社会交往和人际互动。在音乐活动中，学生可以与他人共同合作、分享经验，从而建立良好的人际关系。

为了更好地发挥音乐在学校心理健康教育中的作用，我们需要关注以下几个方面：一是要提升音乐教师的专业素养。学校应该加强对音乐教师的培训和支持，提高他们的专业素养和教育能力，从而为学生提供更好的音乐教育服务。二是要加强音乐与心理健康教育的整合。学校应该将音乐与心理健康教育相结合，通过开设相关课程、组织相关活动等方式，帮助学生更好地认识自我、管理情绪、建立积极的人际关系。三是要建立完善的评估机制。学校应该定期对音乐教育效果进行评估和反馈，以便及时发现问题并进行改进。同时，学校可以与家长、社区等利益相关者进行沟通和合作，共同促进学生的心理健康发展。

（二）音乐对社会文化环境的积极影响

1.塑造积极的社会心态

社会心态，作为社会成员共同的心理状态和情感倾向，是构成社会文化环境的重要元素，对社会的稳定、进步和发展具有深远影响。音乐，作为一种无国界、跨文化的艺术形式，以其独特的感染力和传播力成为塑造积极的社会心态的重要力量。

音乐具有强大的情感引导功能。音乐不仅仅是旋律和节奏的组合，更是情感载体和表达工具。通过音乐，人们可以传达喜悦、悲伤、希望、失落等多种复杂的情感。当这些情感通过音乐作品在社会中传播时，它们能够触动人们的心灵，引导人们形成积极、健康的心态。例如，在困难时期，一些鼓舞人心的歌曲能够激发人们的斗志和勇气，帮助他们克服困难、迎接挑战。

音乐是文化传播和价值观塑造的重要媒介。音乐作品往往蕴含着丰富的文化内涵和价值观。通过欣赏音乐，人们可以了解不同文化背景下的生活方式、思维方式和价值观念。这种跨文化的交流有助于打破偏见和隔阂，促进社会的包容与和谐。同时，一些具有正面主题的音乐作品，如歌颂爱国主义、弘扬社会公德的歌曲，能够引导人们树立正确的价值观念，形成积极向上的社会心态。

此外，音乐还具有社交和凝聚的功能。音乐活动是人们社交的重要手段，无论是音乐会、音乐节还是日常的歌唱活动，都能够为人们提供交流、互动的机会。通过共同参与音乐活动，人们能够彼此增进了解和友谊，形成更加紧密的社会联系。这种社交互动不仅能够提升人们的幸福感和归属感，还有助于构建稳定、和谐的社会环境。

2. 提升社会整体心理健康水平

心理健康是社会整体福祉的重要组成部分，而音乐作为一种普及且易于接受的艺术形式，对提升社会整体心理健康水平具有潜在的积极影响。音乐不仅能够触及个体的心灵深处，还能够通过集体参与和社会共享的方式，对整个社会的心理健康产生广泛而深远的影响。

音乐具有独特的治愈和舒缓功能。在快节奏的现代生活中，人们常常面临各种压力和挑战，而音乐以其独特的旋律和节奏，能够帮助人们放松身心、缓解压力。这种舒缓作用有助于降低社会焦虑，提升人们的心理健康水平。同时，一些具有治疗性质的音乐作品能够帮助人们处理心理创伤和情感困扰，促进他们的心理康复和成长。

音乐能够提升人们的自我认知和情感表达能力。通过学习和欣赏音乐，人们可以更好地了解自己的内心世界，表达自己的情感和需求。这种自我认知和情感表达能力的提升有助于增强人们的自尊和自信，促进人际交往和社会融入。当一个社会中的人们都能够以健康的方式表达自己的情感时，整个社会的心理健康水平也会得到相应的提升。

此外，音乐还具有社会整合和共同体验的功能。音乐是一种跨越年龄、性别、文化和背景的艺术形式，它能够将不同的人群联结起来，形成共同的情感体验和记忆。这种社会整合和共同体验有助于打破隔阂和偏见，促进社会的和谐与稳定。当人们在音乐中找到共鸣和归属感时，他们的心理健康状况也会得到相应的改善。

为了充分发挥音乐在提升社会整体心理健康水平中的潜在作用，我们需要关注以下几个方面：一是要提升全社会的音乐素养和审美能力，使更多的人能够欣赏和理解音乐的美妙和力量。二是要加强音乐与心理健康教育的结合，通过开设相关课程、组织相关活动等方式，帮助人们了解音乐与心理健康之间的关系，提升他们的心理健康素养。三是要创造更多具有正面主题和积极能量的音乐作品，为社会的心理健康发展提供有力的文化支持。

第三节　不同年龄段人群的音乐疗愈需求

一、儿童与青少年的音乐疗愈需求

（一）发展阶段的特点

儿童与青少年时期是个体生理、心理和社会性发展最为迅速的时期。这一阶段的认知与情感发展呈现出明显的阶段性特点，而音乐偏好在这一过程中逐渐形成并发生变化。

1.认知与情感发展的阶段性

在儿童与青少年的认知发展方面，根据皮亚杰的认知发展理论，这一阶段可分为具体运算阶段和形式运算阶段。在具体运算阶段，儿童开始具备逻辑思维能力，能够理解并运用符号进行运算，但思维仍受限于具体事物的支持。进入形式运算阶段后，青少年的思维能力得到进一步提升，能够进行抽象思维和逻辑推理，对概念和理论的理解也更加深入。

在情感发展方面，儿童与青少年经历了从依赖到独立、从自我中心到关注他人的转变。他们开始意识到自己的内心世界，对自我价值和身份认同产生强烈的探索欲望。同时，他们逐渐学会了理解和表达情感，建立更加复杂的人际关系。

2. 音乐偏好的形成与变化

儿童与青少年的音乐偏好在很大程度上受到社会文化、家庭环境和个人经历的影响。在早期阶段，他们可能更倾向于节奏明快、旋律简单的儿童歌曲或动画片主题曲。随着年龄的增长和认知能力的提升，他们开始尝试欣赏流行音乐、摇滚乐、古典音乐等多元化的音乐风格。

同伴的影响也在音乐偏好的形成过程中发挥重要作用。青少年时期，个体更倾向于与同龄人保持一致的音乐品味，以获得归属感和认同感。因此，这一时期的音乐偏好往往呈现出明显的群体特征。

（二）音乐疗愈的应用

针对儿童与青少年的发展阶段特点，音乐疗愈在教育环境和情感与行为问题的干预中发挥着重要作用。

1. 在教育环境中的运用

在教育环境中，音乐疗愈可以作为一种有效的教学辅助手段，通过音乐活动的设计和实施，激发学生的学习兴趣和积极性，提高他们的注意力和专注力。例如，在语文课上，教师可以通过配乐朗诵的方式让学生更好地感受和理解文本的情感色彩；在数学课上，教师可以利用节奏和旋律来教授数学概念和原理；在英语课上，教师可以通过歌曲和韵律来帮助学生记忆单词和语法规则。

音乐疗愈还可以用于特殊教育。对于有特殊学习需求的学生，如孤独症、多动症等，音乐可以作为一种非语言的沟通方式，帮助他们表达情感、建立自信并融入集体。通过定制化的音乐活动设计，可以满足这些学生的特殊需求，促进他们的全面发展。

2. 情感与行为问题的干预

儿童与青少年时期容易出现各种情感与行为问题，如焦虑、抑郁、攻击性行为等。音乐疗愈作为一种非药物治疗手段，可以在这些问题的干预中发挥重要作用。

通过音乐聆听、音乐创作和表演等方式，可以帮助儿童与青少年释放内心的压力和紧张情绪，提高自我认知和情绪管理能力。例如，对于焦虑的学生，可以选择一些舒缓、宁静的音乐进行聆听练习，帮助他们放松身心；对于抑郁的学生，可以通过音乐创作来表达内心的感受和情感，提升自我价值感和生活意义感；对于具有攻击性行为的学生，可以通过音乐表演来释放能量、培养合作意识和社交技能。

（三）案例研究与实践方法

以下通过具体案例来探讨针对儿童与青少年的音乐疗愈实践方法。

1. 针对特定年龄段的音乐活动设计

针对不同年龄段的儿童与青少年，可以设计符合他们认知和情感发展水平的音乐活动。例如，对于处于幼儿园阶段的儿童，可以设计一些简单的打击乐活动，让他们在游戏中感受音乐的节奏和韵律；对于处于小学阶段的学生，可以组织一些合唱或乐器演奏活动，培养他们的团队合作意识和音乐表现能力；对于初中阶段的学生，可以引入更加多元化的音乐风格和内容，激发他们的创造力和想象力。

2. 音乐疗愈在特殊教育中的应用

在特殊教育中，音乐疗愈的应用需要更加个性化和专业化。例如，对于孤独症儿童，可以利用音乐来促进他们的感知和社交能力的发展；对于多动症儿童，可以通过音乐节奏的训练来帮助他们提高注意力和自控能力；对于患有语言障碍的儿童，可以利用歌曲的旋律和节奏来辅助他们的语言学习和表达。

在具体实践中，相关人员可以结合特殊教育学校或机构的实际情况，制订个性化的音乐疗愈方案。同时，需要与专业的音乐治疗师和教育工作者进行合作，确保音乐活动的科学性和有效性。此外，还可以通过定期评估和调整方案来不断优化与完善音乐疗愈的实践效果。

二、成年人的音乐疗愈需求

（一）成年期的心理压力与应对

成年期是人生的一个重要阶段，工作、家庭、社交等多方面的压力常常让成年人感到疲惫不堪。在这一阶段，音乐作为一种独特的疗愈手段，能够适当缓解成年人的心理压力。

在工作环境中，音乐可以帮助我们放松心情、提高工作效率。在家庭中，音乐能增进家庭成员之间的情感交流。对于成年人来说，聆听音乐是一种简单而有效的放松方式。不同风格的音乐可以引发不同的情感反应，帮助人们释放内心的压力和紧张情绪。

一些研究表明，音乐可以降低心率、血压等生理指标，减轻焦虑和抑郁等心理症状。

（二）音乐疗愈的实践

针对成年人的音乐疗愈实践已经越来越普遍。这些实践关注音乐对心理健康的促进作用以及在个人成长方面的价值。

随着企业对员工心理健康的重视程度不断提高，职场音乐疗愈项目逐渐兴起。员工可以在工作之余放松心情、缓解压力。一些企业尝试将音乐元素融入办公环境设计中，如设置音乐休息室、播放背景音乐等，营造出舒适、愉悦的工作氛围。这些举措不仅有利于员工的身心健康，也有助于提高企业的整体绩效和竞争力。

除了职场环境外，音乐在个人成长和自我实现方面也发挥着重要作用。对于许多成年人来说，学习音乐、参与音乐活动不仅是一种兴趣爱好，更是一种提升自我、实现价值的方式。

学习音乐可以培养人们的专注力、创造力和协作能力等多方面的素质。通过掌握一门乐器或歌唱技巧，人们可以感受到自我成长的喜悦和成就感。此外，参与音乐表演和创作还可以帮助人们表达自己的情感和思想，提升自我认同感和价值感。

如今，关于成年人音乐疗愈的研究已经取得了一定的成果。这些研究不仅证实了音乐在心理健康方面的积极作用，还为音乐疗愈的实践提供了有力支持。音乐疗愈可以显著降低成年人的焦虑、抑郁水平，缓解成年人的心理压力。

三、老年人的音乐疗愈需求

（一）老年期的生理与心理变化

随着年龄的增长，老年人会经历一系列的生理与心理变化。这些变化不仅影响他们的日常生活和社会交往，还可能引发一系列的情绪问题。在这一背景下，音乐作为一种独特的疗愈手段，对老年人的身心健康具有重要意义。

1. 认知衰退与情绪问题

老年期的一个重要特征是认知功能的衰退，包括记忆力、注意力、思维能力等方面的减退。这种衰退可能导致老年人在日常生活中遇到诸多困难，如难以记住新信息、难以集中注意力等。同时，认知衰退会引发一系列的情绪问题，如焦虑、抑郁、孤独感等。这些情绪问题不仅影响老年人的心理健康，还会进一步加剧认知衰退的进程。

2. 音乐记忆与怀旧情感

尽管老年人的认知功能有所衰退，但他们对音乐的记忆能力往往保持得相对较好。这是因为音乐记忆与大脑中的情感中枢紧密相关，而情感记忆通常比事实性记忆更加持久和深刻。因此，老年人往往能够通过音乐回忆起过去的经历和感受，引发强烈的怀旧情感。这种怀旧情感不仅可以帮助老年人缓解孤独感和焦虑情绪，还可以提升他们的自我价值感和生活满意度。

（二）音乐疗愈在老年关怀中的应用

针对老年人的生理与心理变化，音乐疗愈在老年关怀中发挥着越来越重要的作用。

1. 音乐与认知刺激的结合

音乐作为一种复杂的听觉刺激，可以激活大脑中的多个区域，包括负责认知功能的区域。因此，通过设计有针对性的音乐活动，可以对老年人的认知功能进行刺激和训练，帮助他们保持或提升认知能力。例如，节奏练习可以训练老年人的注意力和协调能力；歌曲学习可以锻炼他们的记忆力和语言表达能力；音乐欣赏可以激发他们的想象力和创造力。这些音乐活动不仅有趣味性，还能在潜移默化中改善老年人的认知功能。

2. 音乐在缓解孤独与抑郁中的作用

孤独和抑郁是老年人常见的情绪问题。音乐作为一种非语言的沟通方式，可以帮助老年人表达内心的感受和情感，缓解孤独与抑郁情绪。通过聆听喜欢的音乐，老年人可以感受到温暖和安慰；通过参与音乐活动，老年人可以与他人建立联系和互动；通过创作音乐，他们可以抒发内心的压力和情绪。这些音乐体验不仅有助于改善老年人的情绪状态，还能提升他们的社会交往能力和生活质量。

（三）实证研究与最佳实践

为了验证音乐疗愈在老年人中的有效性，许多学者和实践者进行了大量的实证研究，并总结出一些最佳实践方法。

1. 音乐疗愈在阿尔茨海默病患者中的应用

阿尔茨海默病是一种常见的神经系统退行性疾病，表现为记忆力减退、认知障碍等症状。多项研究表明，音乐疗愈在改善阿尔茨海默病患者的认知功能和情绪状态方面具有显著效果。例如，通过定期聆听熟悉的音乐，患者可以回忆起过去的经历和情感；通过参与音乐活动，患者可以锻炼注意力和协调能力；通过音乐创作，患者可以表达自己的内心感受和需求。这些音乐疗愈实践不仅可以帮助患者缓解症状，还能提高他们的生活质量和幸福感。

2. 社区老年音乐活动的组织与实施效果

除了针对特定疾病进行音乐疗愈实践外，社区老年音乐活动也是一种有效的音乐疗愈方式。这些活动通常包括合唱、舞蹈、乐器演奏等多种形式，旨在通过音乐将老年人聚集在一起，促进他们之间的交流和互动。实践表明，参与社区老年音乐活动的老年人会表现出更高的生活满意度和更低的孤独感。同时，这些活动有助于提升老年人的社会参与感和自我价值感，保持身心健康。

第三章　音乐疗愈的实践方法

第一节　音乐聆听疗法

一、舒缓音乐疗愈

（一）原理与目的

舒缓音乐疗愈是一种利用柔和、缓慢的音乐来缓解个体的紧张与焦虑，促进身心放松与平静的治疗方法。其原理是基于音乐对人类情感和心理状态的深远影响，通过音乐的旋律、节奏、音色等元素来激发个体的内在情感，从而达到疗愈的效果。

在日常生活中，个体常常面临着各种压力和挑战，这些压力和挑战可能导致紧张、焦虑等负面情绪的产生。舒缓音乐疗愈通过选择轻柔、舒缓的音乐来刺激个体的听觉感官，进而引发积极的情感反应。这种音乐通常具有稳定的节奏、较低的音量和柔和的音色，能够帮助个体放松身心，减轻紧张和焦虑。

此外，舒缓音乐疗愈还能够促进个体的身心放松与平静。通过音乐的疗愈力量，个体可以逐渐放下内心的负担，感受到一种深深的宁静与平和。这种放松状态有助于个体恢复身心的平衡，提高自我意识和自我认知的能力，从而更好地应对生活中的挑战和压力。

（二）实践应用

舒缓音乐疗愈在实践中有广泛的应用，主要包括环境音乐和引导性聆听两种方式。

环境音乐是指在医疗、康复或生活环境中播放柔和、舒缓的音乐，以营造一种宁静、舒适的氛围。这种音乐可以作为背景音乐持续播放，也可以根据需要随时调整音量和曲目。在医疗环境中，环境音乐可以帮助患者减轻疼痛并缓解焦虑，促进伤口的愈合和康复；在康复环境中，环境音乐可以辅助个体进行康复训练，提升康复效果；在生活环境中，环境音乐可以帮助个体放松身心，提高生活质量。

引导性聆听是指结合冥想或深呼吸练习来聆听舒缓的音乐。在这种方式中，个体需要在一个安静、舒适的环境中坐下或躺下，放松身体，闭上眼睛，然后聆听音乐。同时，个体可以根据音乐的节奏和旋律进行深呼吸或冥想练习，以更好地进入放松状态。引导性聆听可以帮助个体专注于音乐带来的情感体验，从而更深入地感受到音乐的疗愈力量。

（三）效果评估与案例研究

舒缓音乐疗愈在实践中已经被广泛应用，并取得了一定的效果。下面主要从舒缓音乐对疼痛管理和睡眠障碍治疗两个方面来评估其效果，并结合案例进行说明。

1. 舒缓音乐对疼痛管理的影响

多项研究表明，舒缓音乐可以有效减轻个体的疼痛感。例如，在手术过程中播放舒缓的音乐可以帮助患者减轻手术带来的疼痛和焦虑；在康复训练中，结合舒缓音乐的训练可以帮助患者更好地忍受康复过程中造成的疼痛。这些研究结果表明，舒缓音乐具有显著的镇痛效果，可以在疼痛管理中发挥重要作用。

案例研究也支持了舒缓音乐在疼痛管理中的应用效果。例如，一位因车祸导致骨折的患者在康复过程中经历了剧烈的疼痛。为了减轻患者的疼痛，医生决定尝试舒缓音乐疗愈。通过播放患者喜欢的柔和、舒缓的音乐并结合深呼吸练习，患者的疼痛感逐渐减轻，情绪也调整至最佳状态。这表明舒缓音乐疗愈在疼痛管理中具有实际的应用价值。

2. 在睡眠障碍治疗中的应用效果

睡眠障碍是一种常见的心理问题，表现为入睡困难、睡眠质量差等症状。舒缓音乐疗愈在睡眠障碍治疗中被广泛应用。多项研究表明，播放柔和、舒缓的音乐可以帮助个体更快地入睡，提高睡眠质量。同时，舒缓音乐可以减轻个体在睡眠过程中产生的焦虑和不安情绪，以保证其进入深度睡眠状态。

案例研究证实了舒缓音乐在睡眠障碍治疗中的应用效果。例如，一位长期遭受失眠困扰的患者在接受了舒缓音乐疗愈后，睡眠质量得到了明显的提升。通过定期播放柔和、舒缓的音乐，并结合深呼吸和冥想练习，患者的入睡时间逐渐缩短，睡眠质量也得到了提高。这表明舒缓音乐疗愈在睡眠障碍治疗中具有潜在的应用前景。

二、激励音乐疗愈

（一）原理与目的

激励音乐疗愈是一种利用节奏明快、富有活力的音乐来提升个体情绪与动力，进而激发积极生活态度与行为的治疗方法。其原理在于音乐能够直接触动人的情感，通过特定的音乐元素如节奏、旋律与和声，激发人们的内在动力。

节奏是音乐的核心元素之一，明快的节奏能够迅速抓住听众的注意力，并引发身体的自然律动。这种律动与音乐的同步性有助于提升个体的情绪状态，使他们感到更加兴奋和充满活力。此外，富有活力的音乐通常包含积极向上的歌词和旋律，这些元素能够进一步激发个体的积极情绪，提升他们的动力和意志力。

激励音乐疗愈的最终目的是通过音乐的积极影响来激发个体积极的生活态度和行为。当个体处于积极的情绪状态时，他们更有可能采取积极的行动来面对生活中的挑战和困难。此外，激励音乐还能够帮助个体建立自信，提升自我价值感，从而更加坚定地追求自己的目标和梦想。

（二）实践应用

在运动和健身领域，激励音乐被广泛应用于提升锻炼者的动力和表现。通过选择节奏明快、富有活力的音乐作为锻炼时的背景音乐，锻炼者能够更加投入地参与运动，感受到音乐的节奏与身体的律动相结合所带来的愉悦感。这种愉悦感有助于缓解锻炼时的疲劳感，提高锻炼的持久性和效果。同时，激励音乐能够激发锻炼者的竞争意识和挑战精神，使他们在锻炼过程中更加专注和坚定。

在工作或学习环境中，激励音乐也被用作背景音乐来提升个体的工作效率和学习效果。通过选择适当的激励音乐作为背景音乐，个体能够更加专注地投入工作或学习，减少分心和疲劳的情况。此外，激励音乐还能够激发个体的创造力和灵感，帮助他们在工作或学习中取得更好的成绩。例如，在创意工作或学习任务中，播放一些富有创意和启发性的激励音乐，有助于个体打开思路、拓展想象空间。

（三）效果评估与案例研究

多项研究表明，在工作环境中播放适当的激励音乐能够显著提升员工的工作效率。例如，在一项针对办公室员工的研究中，研究者发现播放节奏明快、音量适中的激励音乐能够使员工更加专注地投入工作，减少闲聊和分心的情况。同时，员工在听音乐时的情绪状态得到了显著提升，表现出更高的工作积极性和创造力。这些研究结果表明，激励音乐在提升工作效率方面具有潜在的应用价值。

激励音乐疗愈在抑郁症或康复期患者的治疗中也被广泛应用。通过选择具有积极情感和启发性的音乐作为治疗手段，患者能够在音乐的引导下逐渐走出阴霾，重新建立对生活的信心和希望。例如，在一项针对抑郁症患者的研究中，研究者发现患者在接受激励音乐疗愈后表现出更积极的情感和行为反应。他们更愿意参与社交活动、进行身体锻炼等，并且对自己的未来充满了期待。这些研究结果表明，激励音乐在抑郁症或康复期患者的治疗中具有重要的应用价值。

三、情绪调节音乐疗愈

（一）原理与目的

情绪调节音乐疗愈是一种利用不同风格与调性的音乐来调节个体情绪状态，进而帮助个体达到情绪平衡与自我表达的治疗方法。音乐作为一种艺术形式，具有独特的情感传达功能，能够直接触及人的心灵，引发共鸣。通过选择不同风格、节奏、音调和音量的音乐，可以有效地控制个人情绪，帮助他们在面对各种情绪挑战时保持平衡和自我控制。

音乐的风格与调性对于情绪的调节具有至关重要的作用。不同的音乐风格可以引发不同的情绪反应，如古典音乐通常被认为是优雅、宁静的，适用于放松和冥想；流行音乐则更加贴近现代生活，能够引发共鸣和愉悦感。此外，音乐的调性也能够影响情绪体验，如大调音乐通常被认为是积极、明亮的，而小调音乐则更加柔和、暗淡。通过选择与当前情绪状态相匹配或相反的音乐风格与调性，可以有效地调节个体的情绪状态，帮助他们摆脱负面情绪，或者增加积极情绪的体验。

情绪调节音乐疗愈的最终目的是帮助个体达到情绪平衡与自我表达。通过音乐的疗愈力量，个体可以学会更好地管理自己的情绪，避免被负面情绪所主导，同时能够更加真实地表达自己的情感需求。这种情绪平衡与自我表达的提升有助于个体建立更加健康、积极的人际关系，提高生活质量和幸福感。

（二）实践应用

情绪调节音乐疗愈在实践中有多种应用方式。

1.情绪日记

情绪日记是一种记录个体情绪变化的方法，通过结合音乐来提升日记的情感表达力。在实践中，个体可以选择一首与当前情绪状态相匹配的音乐作为背景音乐，然后记录下自己的情感体验、想法和感受。这种结合音乐的方式有助于个体更加深入地探索自己的内心世界，理解情绪的变化和触发因素。通过定期回顾情绪日记，个体可以发现自己的情绪模式和触发因素，从而更好地管理自己的情绪状态。

2.音乐情绪映射

音乐情绪映射是一种将音乐与情绪状态相匹配的方法。在实践中，个体可以创建一个音乐库，其中包含不同风格、节奏和调性的音乐曲目。当个体体验到某种特定的情绪时，他们可以从音乐库中选择一首与当前情绪相匹配的音乐来播放。这种即时的音乐选择有助于个体更加快速地调整好自己的情绪状态，减轻负面情绪的影响。通过持续的音乐情绪映射实践，个体可以逐渐建立自己的音乐情绪调节库，为未来的情绪管理提供有力支持。

（三）效果评估与案例研究

情绪调节音乐疗愈在实践应用中取得了显著效果。多项研究表明，音乐在情绪管理训练中发挥着重要的作用。通过结合音乐进行情绪管理训练，个体可以更加有效地学会识别、表达和管理自己的情绪。这种训练方法通常包括教育个体如何选择合适的音乐来调节情绪、如何结合音乐进行深呼吸和放松练习等。通过持续的训练和实践，个体可以逐渐提高自己的情绪管理能力，减少负面情绪的影响，提升积极情绪的体验。这种情绪管理能力的提升有助于个体在日常生活中更好地应对各种情绪挑战和压力。

焦虑症患者常常面临情绪失控、紧张不安等挑战。多项研究表明，情绪调节音乐疗愈对于焦虑症患者的情绪调节具有显著效果。通过选择柔和、舒缓的音乐来帮助患者放松身心、减轻焦虑感，或者选择节奏明快、富有活力的音乐来激发患者的积极情绪、提升自信心。同时，结合音乐进行深呼吸和冥想练习有助于人们掌控自己的情绪。经过一段时间的疗愈，焦虑症患者可以显著改善自身的心理状态。

第二节　音乐创作与表演疗法

一、创作激发疗法

（一）原理与目的

创作激发疗法是一种通过音乐创作来表达情感与想法，进而激发创造力与自我实现的治疗方法。音乐作为一种独特的艺术形式，能够成为个体内心世界的出口。个体可以将自己的情感、想法和体验转化为音乐作品，从而实现自我表达和自我实现。

音乐创作是一种高度个人化的过程。个体可将自己的情感、想法和体验融入音乐作品，通过歌词、旋律、和声、节奏等音乐元素的组合表达自己的内心世界。

创作激发疗法的一个重要目的是激发个体的创造力与自我实现。音乐创作作为一种创造性的活动，要求个体不断地尝试、探索和创新。在这个过程中，个体需要发挥自己的想象力、创造力和批判性思维，寻找新的音乐元素和表达方式。

（二）实践应用

创作激发疗法在实践中有多种应用方式。

1. 歌词写作

个体写作歌词以表达自己的内心感受。在实践中，个体可以选择一个与自己情感或经历相关的主题，然后尝试用歌词的形式来表达自己的思考和感受。在写作过程中，个体深入地探索自己的内心世界，理解自己的情感需求和价值追求。其过程也可以成为个体与他人沟通的桥梁，促进人际关系的建立和发展。

2. 旋律创作

个体通过创作旋律来进行情感表达。在实践中，个体可以选择不同的音符、音阶和节奏来创造出独特的旋律线条。这些旋律线条可以与歌词相结合，形成完整的音乐作品；也可以独立存在，作为纯音乐来表达个体的情感和意境。在旋律的创作过程中，个体可以更加深入地理解音乐的声音特性和表现力，提升自己的音乐感知能力和创作技巧。

（三）效果评估与案例研究

音乐创作在心理治疗中具有广泛的应用价值。通过音乐创作，个体可以更加深入地探索自己的内心世界，表达自己的情感和想法。这种自我表达的过程有助于个体减轻心理压力、释放负面情绪，并提升自我认知和自我价值感。同时，音乐创作可以为个体提供一种积极的应对方式，帮助他们更好地面对生活中的挑战和困难。在心理治疗中，音乐治疗师可以引导个体进行音乐创作活动，如歌词写作、旋律创作等，以达到治疗的目的。

对于特殊需求儿童来说，音乐创作可以成为一种有效的创造性启发方式。通过音乐创作活动，这些儿童可以表达自己的情感和想法，提升自信心和自尊心。音乐创作还可以激发他们的创造力、想象力和批判性思维等认知能力。在实践中，教育工作者可以为特殊需求儿童提供适合他们年龄和认知水平的音乐创作工具与活动，如打击乐器、简易编曲软件等，以激发他们的创造性潜能。通过持续的音乐创作实践和教育支持，这些儿童可以在创造力、情感表达和社交技能等方面取得显著的进步。

二、表演释放疗法

（一）原理与目的

表演释放疗法是一种通过音乐表演来释放压抑的情感与能量，进而实现自我认同并促进社交互动的治疗方法。音乐表演作为一种艺术形式，具有独特的表达和释放功能，能够成为个体情感宣泄和能量释放的出口。通过音乐表演，个体可以将内心的压抑、冲突和不安转化为音乐的声音和动作，从而实现情感的释放和自我认同的增强。

音乐表演为个体提供了一个安全的环境，在其中他们可以自由地表达自己的情感。通过乐器演奏、唱歌、舞蹈等音乐表演形式，个体可以将内心的压抑、愤怒、悲伤等负面情感转化为音乐的声音和动作，从而实现情感的宣泄和释放。这种释放过程有助于减轻个体的心理压力，促进身心健康。

表演释放疗法的另一个重要目的是增强个体的自我认同并提高社交互动能力。通过音乐表演，个体可以更加深入地了解自己的内心世界，明确自己的情感需求和价值追求，从而提升自我认同感。同时，音乐表演作为一种社交活动，要求个体与他人进行合作、交流和互动。在这个过程中，个体可以学习如何与他人建立联系、分享情感和经验，从而提高社交技能、改善人际关系。

（二）实践应用

1. 即兴演奏

即兴演奏是一种无预设的音乐表演形式，它要求个体在乐器上自由地表达自己的情感和想法。在实践中，个体可以选择适合自己的乐器，如钢琴、吉他、鼓等，然后根据自己的情感状态和创作灵感进行即兴演奏。这种演奏方式不受任何限制和约束，完全为个体的内心情感和能量所驱动。通过即兴演奏，个体可以将内心的压抑和冲突转化为音乐的声音与节奏，实现情感的释放和宣泄。

2. 舞蹈与音乐相结合

舞蹈与音乐的结合是表演释放疗法的另一种实践方式。在实践中，个体可以选择一段适合自己的音乐作为伴奏，然后根据音乐的节奏和旋律进行舞蹈表演。这种表演方式要求个体将自己的身体与音乐相融合，通过舞蹈的动作和姿态来表达内心的情感与能量。通过舞蹈与音乐的互动释放，个体可以更加深入地感受到音乐的节奏和韵律美，同时将自己的情感和能量以更加直观、生动的方式展现出来。

（三）效果评估与案例研究

表演释放疗法在实践应用中已经取得了显著效果，具体体现在以下两个方面。

1. 音乐表演在心理创伤治疗中的作用

心理创伤是个体经历的一种极端情感体验，包括焦虑、抑郁、恐惧等多种负面情绪反应。多项研究表明，音乐表演在心理创伤治疗中具有重要的应用价值。通过音乐表演的形式，个体可以将内心的压抑和痛苦转化为音乐的声音与动作，从而实现情感的宣泄和释放。这种释放过程有助于减轻个体的心理压力，促进身心健康的恢复和发展。同时，音乐表演可以为个体提供一种积极的应对方式，帮助他们更好地面对和处理心理创伤带来的挑战和困难。

2. 对社交焦虑障碍的改善效果

社交焦虑障碍是一种常见的心理障碍，它会导致个体在社交场合中出现紧张、不安和恐惧等情绪反应。多项研究表明，表演释放疗法对于改善社交焦虑障碍具有显著的效果。通过音乐表演的形式，个体可以在一个相对安全、受控的环境中逐渐克服自己的社交恐惧和不安情绪。同时，音乐表演可以为个体提供一种与他人建立联系和分享经验的方式，从而改善他们的社交技能和人际关系。通过持续的音乐表演实践和心理支持，个体可以逐渐克服自己的社交焦虑障碍，提升自信心和自尊心。这种改善不仅体现为社交焦虑症状的减轻，还体现在个体生活质量和幸福感的提高等方面。

三、乐器治疗法

（一）原理与目的

乐器治疗法是一种利用乐器演奏来促进身心协调与放松，同时增强精细动作能力与专注力的治疗方法。乐器演奏不仅是一种艺术表现，更是一种深度的身心交互过程，它要求演奏者在音乐创作与表达中实现身心的和谐统一。

1.利用乐器演奏促进身心协调与放松

乐器演奏需要演奏者精确地控制自己的身体动作，与乐器的声音产生协调的交互。这种过程要求演奏者集中注意力，将自己的身心调整到最佳状态，以实现音乐的流畅表达。因此，乐器演奏不仅可以锻炼演奏者的身体协调能力，还可以促进他们的身心放松，缓解压力和焦虑。

2.提高精细动作能力与专注力

乐器演奏，特别是键盘乐器和打击乐器，对演奏者的精细动作能力有很高的要求。通过长时间的练习和演奏，演奏者的手指灵活性和协调性会得到显著提高。同时，乐器演奏需要演奏者保持长时间的专注，这对提升他们的注意力和抗干扰能力大有裨益。

（二）实践应用

1.键盘乐器

键盘乐器，如钢琴，是一种非常适合乐器治疗的乐器。它具有音域宽广、音色丰富的特点，可以演奏出各种风格的音乐。同时，键盘乐器的演奏需要演奏者具备较高的手指灵活性和协调性。通过长期的钢琴练习，演奏者不仅可以提高自己的音乐素养和审美能力，还可以锻炼自己的精细动作能力和专注力。

2.打击乐器

打击乐器，如鼓类，是另一种非常适合乐器治疗的乐器。它的声音直接、有力，可以很好地表达演奏者的情感和能量。同时，打击乐器的演奏需要演奏者具备良好的节奏感和身体协调能力。通过打击乐器的练习和演奏，演奏者可以更加深入地感受音乐的节奏和韵律，提升自己的身体协调性和节奏感。

（三）效果评估与案例研究

乐器治疗法在实践应用中已经取得了显著效果，具体体现在以下两个方面。

1.乐器演奏在康复治疗中的应用

在康复治疗中，乐器演奏被广泛应用于各种身心障碍的康复过程。通过乐器演奏，患者可以在音乐的世界中找到自己的位置和价值，实现身心的和谐与放松。同时，乐器演奏可以锻炼患者的身体协调能力和精细动作能力，提高他们的生活自理能力和社会适应能力。多项研究表明，乐器治疗法对改善患者的心理状态、提高生活质量具有显著效果。

2. 对儿童学习与发展障碍的改善作用

对于儿童来说，乐器演奏不仅是一种娱乐方式，更是一种有效的学习和发展工具。通过乐器演奏，儿童可以在音乐的世界中自由地表达自己的情感和想法，实现自我价值的提升和个性的发展。同时，乐器演奏可以锻炼儿童的身体协调能力、精细动作能力和专注力，提高他们的学习能力和社交能力。多项研究表明，乐器治疗法对改善儿童的学习与发展障碍、提高他们的综合素质具有显著效果。特别是在特殊教育领域，乐器治疗法已经成为一种重要的辅助教学手段，为特殊儿童提供了更加多元化、个性化的学习方式和发展途径。

第三节　音乐与其他疗愈手段的结合

一、音乐与艺术的综合疗法

音乐与艺术有着天然的联系，它们都是人类情感和精神的表达方式。当音乐与艺术相结合时，可以达到更加强大的疗愈效果。

（一）音乐与绘画的结合：通过音乐启发绘画创作

1. 音乐与绘画的共通性

音乐与绘画看似截然不同的艺术形式，实则有着深厚的共通性。它们都是人类情感和内心世界的表达方式，通过各自独特的艺术语言，传达着创作者的情感、思想和观念。

音乐通过将旋律、节奏、和声等元素进行组合，形成了一种无形的声波，这些声波在空气中传播，触动着听者的心灵。旋律的起伏、节奏的快慢、和声的和谐与冲突，都能够引发听者不同的情感反应。绘画则通过色彩、线条、构图等元素的运用，创造了一种有形的视觉形象。这些视觉形象在画布上呈现，观者通过观看能够感受到创作者所表达的情感和意境。

2. 音乐对绘画创作的影响

音乐对绘画创作的影响是多方面的。不同类型的音乐能够引发不同的情感反应，从而影响绘画的风格和主题。例如，听古典音乐时，人们会感受到一种庄重、典雅的氛围，这种氛围会促使创作者选择更加细腻、精致的绘画手法来表现古典美感和历史厚重感。听摇滚音乐时，人们会感受到一种激情、奔放的情感，这种情感会激发创作者运用更加大胆、夸张的绘画手法，来表现现代都市的喧嚣和年轻人的叛逆精神。

音乐的节奏和旋律可以为绘画提供灵感。音乐的节奏感和旋律往往能够引导创作者在画布上挥洒自如，形成独特的画面感和视觉效果。例如，在创作一幅风景画时，创作者可以听着轻快的音乐，感受音乐中的节奏和旋律变化，然后将这些感觉融入绘画，形成一幅充满生机和活力的风景画。

音乐的情感表达能够激发创作者的创作欲望。当创作者听到一首感人至深的音乐时会被打动，从而产生强烈的创作冲动。这种创作冲动往往能够促使创作者创作出更加真实、深刻的绘画作品。

3. 音乐与绘画结合的实践应用

音乐与绘画的结合在艺术教育和心理治疗中有着广泛的应用。在艺术教育中，教师可以播放不同类型的音乐来激发学生的绘画创意，这不仅提高了学生的艺术感知能力，还激发了他们的创造力和想象力。

在心理治疗中，音乐与绘画的结合被广泛应用于帮助患者处理内心情感。这种方式有助于患者更好地了解自己的内心世界，促进心理成长。

在一些特殊的场合和活动中，音乐与绘画的结合也能够起到烘托氛围和增强艺术感染力的作用。例如，在婚礼、庆典等场合，播放主题音乐、展示主题画作，让参与者深入感受活动的意义。

4. 案例分析

一个年轻的女孩因为家庭变故和学业压力而感到抑郁。她无法摆脱困境，也无法与他人沟通内心的痛苦。在治疗师的建议下，她开始尝试通过听音乐和绘画来表达自己的内心感受。

治疗师为她选择了一些轻柔而舒缓的音乐作为背景乐，并鼓励她随意地在画布上涂抹。随着音乐响起，女孩开始逐渐放松身心，并将自己的情感投射到画布上。她运用色彩和线条来表现自己内心的痛苦和挣扎，同时表达了对未来生活的向往。

在治疗过程中，女孩逐渐发现自己能够通过绘画来表达那些无法用言语描述的情感。她感到自己的内心世界得到了释放和宣泄，同时感到了一种前所未有的轻松和愉悦。通过多次治疗和练习，女孩的抑郁症状得到了明显的缓解，也重新找回了对生活的热情和信心。

这个案例展示了音乐与绘画结合在心理治疗中的重要作用。通过听音乐和绘画的方式，患者能够更加深入地探索自己的内心世界，释放内心的压抑和冲突。同时，这种结合方式能够增强患者的自我认知和自我表达能力，促进他们的心理康复和成长。

5. 科学与艺术的交融

近年来，随着神经科学和认知科学的发展，业界更加关注音乐与绘画之间的内在联系以及它们对大脑和情感的影响。一些研究表明，音乐与绘画在大脑中的处理过程存在相似之处，它们都能够激活大脑中的某些区域，从而引发情感反应和认知加工。

未来，随着技术的不断进步和研究方法的不断创新，我们期待更加深入和系统地研究音乐与绘画结合在艺术创作和疗愈领域的应用价值。例如，可以利用脑成像技术来观察和分析人们在听音乐与绘画时的大脑活动变化；可以利用虚拟现实技术来创建更加逼真和沉浸式的艺术体验环境；还可以利用人工智能技术来自动分析和评估艺术作品的质量与风格等。

（二）音乐与舞蹈的结合：舞动治疗中的音乐元素

1. 音乐与舞蹈的紧密联系

音乐与舞蹈，自古以来如同孪生姐妹般紧密相连。音乐为舞蹈提供了节奏和旋律的框架，使得舞蹈动作在音乐的引导下更加有组织、有韵律，进而富有表现力。音乐的每一个音符、每一段旋律，都像是舞蹈动作的指令，引领个体在空间中自由挥洒；而舞蹈则是对音乐情感的直观体现，个体运用身体语言外化音乐情感。

2. 舞动治疗中的音乐角色

在舞动治疗中，音乐扮演着至关重要的角色。它不仅是一种背景或伴奏，更是治疗师手中的一把钥匙，能够打开个体内心深处的情感世界。音乐在舞动治疗中扮演着引导者和支持者的双重角色。通过精心选择的音乐类型和风格，治疗师能够引导个体进入特定的情感状态，进而探索与之相应的身体动作和表达方式。

比如，当治疗师播放一段忧伤的旋律时，个体会感受到一种深沉的悲伤情绪，他们的身体动作也会随之变得缓慢而沉重；而当音乐转变为欢快的节奏时，个体的情绪随之变化，舞步也会变得越发轻盈。音乐就像是一位无形的导师，引领个体走向内心深处的情感世界。

个体在探索身体动作和表达情感的过程中，音乐始终萦绕耳际，给予他们力量和勇气，让他们自由地释放自己的情感。

3. 音乐与舞蹈结合的实践应用

舞动治疗作为一种独特的身心疗法，已经越来越受到人们的关注和认可。在舞动治疗的过程中，音乐与舞蹈的结合被广泛应用于处理情绪问题、增强自我认知和提升身体协调性等方面。

在处理情绪问题时，治疗师会根据个体的情绪状态选择相应的音乐。对于感到焦虑和紧张的个体，治疗师会选择一段柔和而舒缓的音乐，引导他们通过舞蹈动作来放松身心、释放压力；而对于感到沮丧和抑郁的个体，治疗师则会选择一段充满活力和希望的音乐，激发他们内心的积极情绪，帮助他们走出阴霾、重新拥抱生活。

在增强自我认知方面，音乐与舞蹈的结合也发挥着重要作用。通过舞蹈动作的表达和音乐的引导，个体能够更加深入地了解自己的内心世界，认识到自己的情感需求和价值追求。这种自我认知的提升有助于个体更好地面对生活中的挑战和困难，实现自我成长和发展。

同时，音乐与舞蹈的结合能够提升个体的身体协调性。在舞动治疗中，个体需要根据音乐的节奏和旋律来调整自己的身体动作及步伐。这种调整过程不仅锻炼了个体的身体协调能力，还提高了他们对音乐的感知和理解能力。这种能力的提升有助于个体在日常生活中更加自如地运用身体语言来表达自己的情感和需求。

4. 音乐与舞蹈在身心健康方面的作用

音乐与舞蹈的结合对身心健康有着积极的促进作用。在减轻压力方面，音乐与舞蹈的结合能够帮助人们释放内心的压抑和紧张情绪。通过舞蹈动作的表达和音乐节奏的引导，人们能够感受到一种身心合一的愉悦感，从而缓解日常生活中的压力和焦虑。

在提升情绪状态方面，音乐与舞蹈的结合能够激发人们的积极情绪和创造力。当人们沉浸在优美的音乐和舞蹈中时，他们会感受到一种内心的喜悦和满足感，这种积极情绪有助于提升他们的自信心和幸福感。

在促进身体健康方面，音乐与舞蹈的结合也有着显著效果。舞蹈动作能够锻炼人们的身体协调性和灵活性，提高他们的心肺功能和代谢水平；而音乐则能够刺激人们的听觉神经和大脑皮质，促进血液循环和神经系统的健康发展。

这种结合方式在不同人群中也有着广泛的应用和适应性。对于儿童来说，音乐与舞蹈的结合有助于培养他们的审美能力和创造力，促进他们的身心健康发展。对于青少年来说，这种结合方式能够帮助他们更好地表达自己的情感和需求，建立积极的人际关系。对于成年人来说，音乐与舞蹈的结合则是一种有效的减压方式，能够帮助他们平衡工作与生活的关系，提升生活质量。对于特殊需求群体来说，这种结合方式更是一种独特的康复手段，能够帮助他们恢复身体功能、提升自信心和生活质量。

5.未来发展趋势与挑战

随着科技的不断进步，技术创新和理论研究将极大地推动这一领域的发展。例如，虚拟现实技术可以为个体提供沉浸式的音乐与舞蹈体验；人工智能技术可以辅助治疗师进行精准的诊断；神经科学可以进一步揭示音乐与舞蹈对人体身心健康的深层影响机制等。

当然，音乐疗愈在发展过程中也面临着一些挑战。例如，缺少专业的治疗师，缺乏治疗及评估标准，大众对舞动治疗的认知度和接受度也有待提高。通过加强宣传工作，更多的人得以了解并受益于这种独特的身心疗法。

二、音乐与心理咨询的结合

心理咨询是一种通过专业的心理技术和方法，帮助个体解决心理问题和增强心理健康的过程。将音乐与心理咨询相结合，可以为个体提供更加多元化、个性化的心理支持。

（一）音乐在心理咨询过程中的辅助作用

音乐，作为一种跨越文化和语言的艺术形式，自古以来就在人类生活中占据着重要的地位。近年来，随着相关学者在心理学领域的深入研究，音乐在心理咨询过程中的辅助作用逐渐受到重视。

音乐具有独特的情感表达能力。音乐通过旋律、节奏、和声等元素的组合，能够直接触动人的内心情感。在心理咨询过程中，个体往往面临着情感表达和沟通的困难，而音乐作为一种非言语性的沟通方式，能够绕过言语的障碍，直接引导个体进入深层的情感状态。因此，咨询师可以根据个体的情感状态和需求，选择与之相匹配的音乐进行播放。这种音乐与情感的共鸣，有助于个体更加深入地探索自己的内心世界，分享内心的想法和感受。

音乐具有放松和减压的作用。在心理咨询过程中，个体常常处于紧张、焦虑的状态。这种状态不仅影响了个体的自我表达，也阻碍了咨询过程的顺利进行，而音乐具有独特的放松和减压效果。通过播放柔和舒缓的音乐，咨询师可以为个体创造一个安全、舒适的环境氛围。在这种氛围中，个体的紧张和焦虑情绪逐渐得到缓解，从而更加自在地分享自己的经历和感受。

音乐可以激发个体的创造力和想象力。在心理咨询过程中，个体往往需要面对自己的问题和困境，寻找新的解决方案，而音乐作为一种艺术形式，能够激发个体的创造力和想象力。通过让个体选择自己喜欢的音乐进行播放，或者引导个体进行即兴演奏等方式，咨询师可以帮助个体打破思维的局限，从不同的角度审视自己的问题。这种创造性的思考方式，有助于个体发现新的可能性，找到更加适合自己的解决方案。

需要注意的是，音乐在心理咨询过程中的辅助作用并不是孤立的。它需要与咨询师的专业技能和个体的实际需求相结合，才能发挥出最大的作用。因此，咨询师需要具备一定的音乐素养和审美能力，能够根据个体的情感和需求选择合适的音乐进行辅助。同时，咨询师需要掌握一定的心理咨询技能和方法，帮助个体在音乐的引导下更加深入地探索自己的内心世界。

（二）音乐引导下的心理疗法技术

心理疗法是帮助个体解决心理问题、保持心理健康的重要手段。近年来，随着心理学和音乐学的交叉研究逐渐深入，音乐引导下的心理疗法技术开始崭露头角。这些技术通过音乐的独特作用，引导个体进入特定的心理状态，从而达到治疗的效果。

音乐冥想是音乐引导下的心理疗法技术之一。音乐冥想结合了冥想和音乐两种元素，通过播放特定的音乐引导个体进入深度放松的状态。在这种状态下，个体的注意力逐渐从外界转向内心，能够更加清晰地感知自己的情感和想法。通过长期的练习，音乐冥想可以帮助个体提高自我觉察能力，提升情绪管理能力，缓解压力和焦虑情绪。在实际应用中，音乐冥想被广泛应用于焦虑症、抑郁症等心理问题的治疗。

音乐放松训练是一种常见的音乐引导下的心理疗法技术。这种技术通过播放柔和舒缓的音乐，引导个体逐渐放松身体各个部位。在放松的过程中，个体的肌肉紧张得到缓解，心率和呼吸逐渐平稳，从而进入一种身心和谐的状态。音乐放松训练不仅可以帮助个体缓解身体紧张和压力，还可以提高个体的自我接纳和自信心。在实际应用中，这种技术被广泛应用于压力管理、疼痛缓解等领域。

即兴演奏是一种具有创新性的音乐引导下的心理疗法技术。即兴演奏强调个体在音乐的引导下自由地表达自己的情感和想法。个体在即兴演奏过程中可以打破思维定式，增强自我认同感和自我价值感。

三、音乐与传统医学的结合

传统医学是一种基于自然疗法和整体观念的医学体系，它强调身心并治、预防为主的原则。将音乐与传统医学相结合，可以为个体提供更加全面、深入的身心疗愈体验。

（一）音乐在中医情志调养中的应用

中医情志调养作为中华传统医学的瑰宝，旨在通过调节个体的情感状态来达到身心平衡。在情志调养的过程中，音乐以其独特的艺术魅力和情感表达能力，成为一种重要的辅助手段。

音乐是一种跨越文化和语言的艺术形式，通过旋律、节奏、和声等元素的组合，能够直接触动人的内心情感。不同类型的音乐往往能够引发不同的情感反应。例如，柔和舒缓的音乐可以帮助个体放松身心、缓解焦虑和压力；而激昂动感的音乐则可以激发个体的积极情绪和活力。这种音乐与情感之间的共鸣，为音乐在中医情志调养中的应用提供了理论基础。在中医情志调养中，音乐的应用主要体现在以下几个方面：

1.音乐与五行养生

中医将人体的五脏与五行相对应，认为不同的音乐可以调和不同的脏腑功能。例如，宫调式音乐（相当于简谱中的"1"Do音）悠扬沉静，可以调和脾胃功能；商调式音乐（相当于简谱中的"2"Re音）高亢悲壮，可以调和肺功能；角调式音乐（相当于简谱中的"3" Mi 音）热烈欢快，可以调和肝功能；徵调式音乐（相当于简谱中的"5" So 音）清脆悦耳，可以调和心功能；羽调式音乐（相当于简谱中的"6" La 音）凄切哀怨，可以调和肾功能。通过选择不同类型的音乐进行播放，可以帮助个体调和脏腑功能，达到身心平衡的目的。

2. 音乐与情绪调节

中医认为，情绪过激或长期压抑都会对身体健康产生不良影响。音乐作为一种非言语性的沟通方式，能够绕过言语的障碍，直接引导个体进入深层的情感状态。通过播放与个体情感状态相匹配的音乐，可以帮助他们更好地表达自己的情感和想法，从而缓解情绪压力。例如，对于焦虑症患者，可以选择播放柔和舒缓的音乐来帮助他们放松身心、缓解焦虑；对于抑郁症患者，则可以选择播放激昂动感的音乐来激发他们的积极情绪和活力。

3. 音乐与环境营造

舒适、安全的治疗氛围有助于个体放松身心，提高疗愈效果。在针灸或按摩过程中，使用柔和、舒缓的背景音乐，个体会更加放松地接受服务。

（二）音乐与针灸、按摩等疗法的结合实践

随着现代医学模式的转变和人们健康观念的更新，传统医学疗法如针灸、按摩等逐渐受到重视。这些疗法以其独特的理论体系，在维护人类健康方面发挥着重要作用。近年来，越来越多的研究者开始探索音乐与传统医学疗法的结合实践，以期为患者提供更加全面、个性化的治疗方案，这主要体现在以下两点。

第一，音乐与针灸的结合实践。针灸作为中医学的重要组成部分，通过刺激穴位来调节人体气血流通，达到治疗疾病的目的。在针灸治疗过程中，患者往往需要保持安静、放松的状态，以便更好地接受治疗。此时，音乐的引入可以起到很好的辅助作用。一方面，柔和舒缓的音乐可以帮助患者放松身心、缓解紧张情绪。另一方面，音乐还可以引导患者进入特定的情感状态，从而提高针灸治疗的效果。例如，在针对焦虑症患者进行针灸治疗时，可以播放柔和舒缓的音乐来帮助他们放松身心、减轻焦虑情绪；同时，音乐可以引导患者进入一种宁静、安详的状态，有助于提升针灸治疗的效果。

第二，音乐与按摩的结合实践。按摩是一种通过手法刺激人体穴位和经络来达到舒筋活络、缓解疼痛的治疗方法。在按摩治疗过程中，音乐的引入同样可以起到很好的辅助作用。一方面，音乐可以帮助患者放松身心、准备进入按摩状态。另一方面，音乐的节奏和旋律还可以引导按摩师进行更加有节奏感和流畅性的按摩操作。例如，在针对慢性疼痛患者进行按摩治疗时，可以播放柔和舒缓的音乐来帮助他们放松身心、缓解疼痛；同时，音乐的节奏和旋律可以引导按摩师进行更加有针对性的按摩操作，从而提升患者体验。

除了针灸和按摩外，音乐还可以与其他传统医学疗法相结合。例如，在中药熏蒸治疗过程中，可以播放与药物功效相匹配的音乐来提升疗愈效果；在拔罐治疗过程中，则可以播放激昂动感的音乐来激发患者的积极情绪和活力。这些结合实践不仅可以提高传统医学的治疗效果，还能够为患者提供更加舒适、安全的治疗氛围。

需要注意的是，音乐与传统医学疗法的结合实践并不是简单的叠加或拼凑。它需要根据患者的具体情况进行个性化的设计和调整。因此，在实际应用中，我们需要充分考虑患者的年龄、性别、文化背景等因素，选择适合他们的音乐类型和播放方式；同时，我们需要对传统医学疗法进行深入的研究和探索，以便更好地发挥其在治疗过程中的作用。

第四章 音乐疗愈的技术工具

第一节 电子音乐制作和声音设计
在疗愈中的应用

一、电子音乐制作的基本原理

（一）电子音乐制作的基本概念

电子音乐，顾名思义，是通过电子设备或计算机程序生成和处理的音乐。与传统的乐器演奏不同，电子音乐更多地依赖于技术手段，如合成器、采样器、效果器等，来创造和塑造声音。电子音乐制作则是指利用这些电子设备和软件工具进行音乐创作与制作的过程。

在电子音乐制作中，声音是通过电子信号产生的，这些信号可以被精确地控制和修改。制作者可以利用各种合成技术来模拟传统乐器的声音，或者创造出全新的、传统乐器无法发出的声音。此外，电子音乐制作还允许制作者对声音进行详细的编辑和处理，如剪切、拼接、变速、变调等，以达到理想的效果。

（二）电子音乐制作的技术

声音合成技术是电子音乐制作的核心技术之一。制作者可以利用合成器或软件合成器来生成各种声音。合成技术包括加法合成、减法合成、频率调制合成、波形表合成等。每种合成技术都有其独特的声音特性和应用场景，具体有以下四种。

第一种，采样技术，录制现实世界的声音用于音乐制作。通过采样技术，制作者可以轻松地获得各种乐器的声音，甚至是大自然和生活中的各种声音。

第二种，音序技术，音序器是一种用于记录和编辑音乐演奏数据的设备或软件。制作者可以通过音序器来编排和调整音符、节奏、力度等参数，从而制作出复杂的音乐作品。

第三种，混音技术，混音是将多个音频信号组合成一个复合信号的过程。在电子音乐制作中，混音技术用于将各个音轨（如旋律、和声、打击乐等）融合在一起，形成一首完整的音乐作品。混音需要考虑音量平衡、频率分布、空间效果等因素。

第四种，效果处理技术，效果处理器可以对音频信号进行各种处理，如失真、回声、滤波、压缩等。这些处理可以改变声音的特性和质感，为音乐作品增添丰富的色彩和层次。

（三）电子音乐制作工具在疗愈中的应用

1. 数字音频工作站

随着科技的发展，电子音乐制作工具的应用越来越广泛，如在数字音频工作站（Digital Audio Workstation，DAW）上，用户可以轻松录制和编辑音频文件，制作高质量的音乐作品，为患者带来个性化的疗愈体验。

治疗师根据患者的需求和状况，调整音符、节奏、音色等参数，创作适合患者的乐曲。数字音频工作站中的音频处理功能可以精确调节声音。对于需要训练注意力的患者，治疗师可以制作具有特定频率和音量的乐曲来刺激患者的听觉系统；对于情绪不稳定的患者，治疗师可以调整音乐节奏和音色，帮助患者恢复平静。

数字音频工作站具有实时监测功能，便于治疗师随时观察患者的反应并调整音乐参数。这种即时反馈机制有助于治疗师了解患者的需求，从而提供精准和有效的疗愈服务。

2.合成器与采样器

这些工具允许治疗师创造出各种独特的声音和音效，为音乐作品增添丰富的色彩和层次。合成器和采样器的使用可以为患者带来新颖的听觉体验，从而激发他们的好奇心和探索欲。

3.效果处理器

效果处理器可以对音乐进行各种处理，如添加回声、混响、滤波等效果。这些处理可以改变音乐的氛围和情感表达，使音乐作品更加符合患者的需求和情绪状态。例如，对于感到孤独或焦虑的患者，治疗师可以利用效果处理器为音乐增添温暖和宽慰的氛围。

4.硬件控制器

一些硬件控制器［如 MIDI（Musical Instrument Digital Interface）键盘、打击垫等］允许治疗师通过物理操作来控制音乐作品的演奏和编辑。这种交互方式可以使治疗师更加直观地感受到音乐的变化和节奏，从而更好地引导患者进入放松或专注的状态。同时，硬件控制器可以为患者提供参与音乐制作的机会，提高他们的主动性和创造力。

二、声音设计在疗愈中的作用

（一）声音设计的定义及其在疗愈中的应用

1.声音设计的定义

声音设计是一门涉及声音创造、操控与组织的艺术和科学。它超越了简单的录音和混音，专注于为特定的目的或环境定制声音。在音乐、电影、电视、广告、游戏等多个领域，声音设计都扮演着至关重要的角色；而在疗愈领域，声音设计则是指利用声音元素来影响人的情绪、心理和生理状态，以达到放松、舒缓、激励或治疗等目的。

2.声音设计在疗愈中的应用

声音设计在疗愈中的应用非常广泛，它可以用于创造宁静的环境、引导冥想、辅助心理治疗等。

在医院、康复中心、疗养院等医疗机构中，声音设计可以用于创造舒适的疗愈环境，帮助患者放松身心，减轻焦虑和压力，提升康复效果。

使用者可利用声音设计制作出适合冥想的音乐作品。这些音乐通常具有柔和的旋律、稳定的节奏和少量的音效，可引导听者进入深度放松状态，有助于缓解紧张情绪、恢复内心平静。

使用者还可根据患者情绪状态定制音乐，以激发患者的情感反应和自我认知。

研究表明，某些类型的音乐和声音可以有效缓解慢性疼痛及术后疼痛，有助于患者减少对止痛药的依赖。

（二）不同声音元素对情绪和生理的影响

声音元素包括音色、节奏、音量等，它们对情绪和生理状态有着重要的影响。了解这些影响有助于我们更好地利用声音设计来进行疗愈。

1. 音色对情绪和生理的影响

音色是声音的独特品质，是由声音的频谱成分决定的。不同的音色可以引发不同的情感反应。例如，温暖而柔和的音色通常与放松和安慰相关联，而尖锐或刺耳的音色则可能引起紧张不适。

在音乐疗愈中，治疗师可以选择具有特定音色的乐器或合成声音来打造适合患者的音乐环境。例如，对于焦虑或紧张的患者，使用柔和的弦乐器或合成垫音可能更加合适。

2. 节奏对情绪和生理的影响

节奏是声音元素中最为直观和动态的部分。稳定的节奏可以带来安全感和放松感，而快速变化的节奏则可能引发兴奋或紧张情绪。此外，节奏还可以与人的心率和呼吸节奏产生共鸣，从而影响生理状态。

在音乐疗愈中，治疗师可以利用节奏来帮助患者调整情绪。例如，对于需要放松的患者，可以选择具有稳定节奏的音乐作品；对于需要激励的患者，则可以选择具有强烈节奏感和动力的音乐作品。

3. 音量对情绪和生理的影响

音量是指声音的响度或强度。适度的音量可以带来舒适感，而过高的音量则可能引起不适或焦虑。此外，音量的变化也可以影响人的注意力和警觉性。

在音乐疗愈中，治疗师需要控制音乐的音量以确保患者的舒适度。对于需要集中注意力或进行深度放松的患者，治疗师可以选择较低的音量；对于需要激发活力或提升警觉性的患者，则可以选择较高的音量。同时，治疗师可以利用音量的变化来创造动态的音乐体验，以更好地引导患者的情绪变化。

三、电子音乐与声音设计在疗愈实践中的应用案例

（一）电子音乐和声音设计在缓解压力、焦虑等方面的实际应用案例

电子音乐和声音设计在疗愈实践中已经展现出显著效果，特别是在缓解压力和焦虑方面。

1. 环境音乐在医疗机构中的应用

在医疗机构中，环境音乐被广泛用于创造放松和舒适的环境。通过使用柔和的电子音乐和精心设计的声音景观，医院能够减轻患者的紧张感和焦虑情绪。例如，在手术室等待区播放柔和的环境音乐，可以有效降低患者术前的焦虑水平，提升他们的合作度和满意度。

2. 冥想音乐在心理健康领域的应用

冥想音乐是电子音乐和声音设计的另一个重要应用领域。通过结合柔和的旋律、稳定的节奏和少量的音效，冥想音乐能够引导听者进入深度放松状态，有助于缓解压力。许多心理健康应用程序和在线平台都提供了专门的冥想音乐区块，用户可以选择适合自己的音乐进行冥想练习，从而改善心理健康状况。

3. 定制音乐在心理治疗中的应用

定制音乐是电子音乐和声音设计在心理治疗中的创新应用。治疗师可以

根据患者的需求和情绪状态，利用电子音乐制作工具定制独特的音乐作品。这些定制音乐包含特定的旋律、节奏和声音元素，以激发患者的情感反应和自我认知。通过在治疗过程中播放这些定制音乐，治疗师能够帮助患者更好地处理情绪问题，有助于心理健康的恢复。

（二）如何根据个体需求定制电子音乐和声音设计疗愈方案

要有效地利用电子音乐和声音设计进行疗愈实践，需要根据个体的需求和状况定制相应的疗愈方案。以下是一些建议和方法。

1. 评估个体需求

对个体的需求进行评估，包括了解他们的压力源、焦虑程度、情绪状态以及任何特定的心理健康问题。通过深入的交流和评估工具，可以确定个体在疗愈过程中的具体需求和目标。

2. 选择合适的声音元素

根据评估结果，选择适合个体的声音元素。这包括音色、节奏、音量以及任何特定的音效或声音刺激。例如，对于焦虑程度较高的个体，可以选择柔和而稳定的音色和节奏来帮助他们放松身心；对于需要激发活力的个体，则可以选择快节奏的音乐来提升他们的情绪和动力。

3. 定制音乐和声音设计

利用电子音乐制作工具和声音设计技术，根据个体的需求和评估结果定制独特的音乐作品与声音景观。这包括创作特定的旋律、编排个性化的节奏、添加特定的音效等。通过定制的音乐和声音设计，可以确保疗愈方案与个体的需求和目标紧密契合。

4. 实施和调整疗愈方案

在实施疗愈方案时，需要密切关注个体的反应，并根据需要进行调整。这可以通过定期的评估和反馈机制来实现。例如，如果个体对某种声音元素表现出不适或反感，可以及时调整音乐或声音设计的参数，以确保疗愈过程的舒适性和有效性，也可以根据个体的进展情况逐步调整疗愈方案，以达到更好的效果。

第二节　音乐疗愈技术的分类和应用

一、音乐疗愈的定义和历史发展

（一）音乐疗愈的定义

音乐疗愈，作为一种跨学科的治疗方法，是指通过运用音乐的固有特性和规律性变化达到治疗疾病、缓解症状、促进康复的目的。它不仅是简单的聆听音乐，还包含了音乐的创作、表演、欣赏以及音乐活动的参与等多个层面。音乐疗愈基于音乐对人类心理、生理和情感的多重影响，旨在通过音乐的独特力量，改善个体的身心健康状态。

在音乐疗愈的实践中，治疗师会根据个体的需要和状况选择合适的音乐类型、节奏、音量和演奏方式，以达到最佳的疗愈效果。音乐疗愈可以单独使用，也可以与其他治疗手段相结合，目前已广泛应用于心理咨询、疼痛管理、康复治疗、临终关怀等多个领域。

（二）音乐疗愈的历史发展

1. 古代音乐疗愈的起源

音乐疗愈的历史可以追溯到古代文明时期。在古希腊文明、古埃及文明、古印度文明中，都有将音乐用于治疗疾病的记载。例如，古希腊哲学家毕达哥拉斯认为音乐能够调和人的灵魂，提出"音乐的医学"概念。古埃及人则相信音乐能够驱魔治病，将音乐与祭祀、医疗活动紧密结合。

2. 文艺复兴时期的音乐疗愈

文艺复兴时期，随着人文主义的兴起，音乐开始被更多地视为一种艺术形式，而非仅仅是治疗的工具。然而，一些医生和哲学家仍然坚信音乐对健康有益，并将其纳入医疗实践中。

3. 现代音乐疗愈的形成与发展

进入 20 世纪后，随着心理学、医学和音乐学的交叉研究不断深入，音乐疗愈逐渐发展成一门独立的学科。在两次世界大战期间，音乐被广泛应用于战场上的伤员康复和心理治疗。此后，音乐疗愈在欧美国家得到迅速发展，一些国家甚至专门成立了音乐治疗协会和认证机构，制定了相应的教育标准和职业规范。

4. 当代音乐疗愈的应用与拓展

如今，音乐疗愈已经成为一种被广泛接受和认可的治疗方法。它不仅应用于医院、康复中心和心理咨询机构等传统医疗领域，还拓展到学校、企业、社区等更广泛的社会环境中。同时，随着科技的进步和新媒体的发展，音乐疗愈呈现出多样化的趋势，如数字音乐疗愈、虚拟现实音乐疗愈等新兴形式。

二、音乐疗愈的主要技术分类

（一）主动音乐疗愈

音乐，作为一种跨越文化和语言的艺术形式，自古以来就在人类生活中占据着重要的地位。近年来，随着医学和心理学研究的深入，音乐疗愈逐渐崭露头角，成为一种新兴的治疗手段。其中，主动音乐疗愈以其独特的理念和显著效果受到了广泛的关注和应用。

1. 主动音乐疗愈的特点

主动音乐疗愈，顾名思义，强调个体在音乐治疗过程中的主动性和创造性。这种疗法不是让个体被动地接受音乐的熏陶，而是鼓励他们积极参与和创造音乐，通过音乐活动来激发内在的潜能，促进身心健康。

（1）个体参与度高。

与传统的音乐聆听方式不同，主动音乐疗愈要求个体积极参与音乐活动，如演唱、演奏、创作等。这种高度的参与性使得个体能够更深入地感受到音乐的魅力，体会音乐带来的愉悦和满足。在实际操作中，个体可以根据自己的喜好和能力选择适合的音乐活动，这种个性化的参与方式有助于提高个体的自信心和成就感。

（2）创造性强。

主动音乐疗愈的一个显著特点是其创造性强。在这种疗法中，个体不仅可以欣赏现有的音乐作品，还可以自由创作属于自己的音乐。这种创作过程不仅可以表达个体的情感和想法，还可以帮助他们发现自我、认识自我。通过音乐的创作，个体可以探索内心深处的世界，找到属于自己的声音和节奏。

（3）情感释放。

音乐是一种极具表现力的艺术形式，它可以承载和传达丰富的情感。在主动音乐疗愈中，个体可以通过音乐来表达和宣泄内心的情感，这种情感释放的过程有助于减轻心理压力、缓解焦虑。无论是欢快的旋律还是悲伤的曲调，都可以成为个体情感宣泄的出口，让他们在音乐的世界中找到心灵的慰藉。

2. 主动音乐疗愈的适用场景

主动音乐疗愈以其独特的理念和显著效果，在多个领域都有着广泛的应用。以下是几个典型的适用场景。

（1）心理咨询。

在心理咨询过程中，主动音乐疗愈可以作为一种有效的辅助手段。通过参与音乐活动，个体能够更好地认识自己，探索内心深处的情感和想法。音乐作为一种非语言的沟通工具，帮助个体与咨询师建立更紧密的联系。同时，主动音乐疗愈可以促进个体的自我成长和发展，提升他们的自我认知和情感管理能力。

（2）康复治疗。

对于身体处于康复期的患者来说，主动音乐疗愈同样具有显著效果。通过参与音乐活动，如演奏乐器、唱歌等，患者可以锻炼肌肉、提高协调能力。这种音乐与运动的结合不仅可以促进身体的康复，还有助于缓解康复过程中的心理压力。同时，主动音乐疗愈可以帮助患者建立积极的心态，增强他们对生活的热爱和信心。

（3）特殊教育。

在特殊教育领域，主动音乐疗愈展现出其独特的价值。对于有特殊需求的学生，如患有孤独症、多动症等的学生，他们往往面临着沟通和社交方面的困难，而主动音乐疗愈可以通过音乐活动米帮助他们更好地表达自己的情感、提高社交能力。音乐作为一种跨越障碍的沟通工具，让这些特殊学生能够在音乐的世界中找到属于自己的声音和节奏。

（二）被动音乐疗愈

在音乐治疗的广阔天地中，被动音乐疗愈以其独特的魅力和疗效，逐渐成为一种备受瞩目的治疗方法。与主动音乐疗愈不同，被动音乐疗愈更注重个体在音乐中的内在感受和对心理层面的深远影响。在被动音乐疗愈的世界里，个体主要作为音乐的接受者，通过静静地聆听，让音乐渗透到心灵的深处，从而达到治疗的目的。

1.被动音乐疗愈的特点

（1）接受性强。

被动音乐疗愈的核心理念在于"接受"。在这种治疗方法中，个体被要求在一个安静、舒适的环境中聆听音乐，全然接受音乐带来的感受和影响。这种接受性不仅体现在对音乐旋律、节奏的感知等方面，还深层次地表现为对音乐所传达的情感、意境的领悟和吸纳。在这个过程中，个体不需要具备专业的音乐知识或技能，只需用心去感受、去体验，就能获得音乐所带来的疗愈力量。

（2）放松身心。

被动音乐疗愈中的音乐往往具有舒缓、柔和的特点，这种音乐能够轻轻地触动人的心弦，引导个体进入一种放松、平静的状态。在音乐的陪伴下，个体的紧张情绪得到缓解，焦虑感逐渐消散，取而代之的是一份宁静和安详。这种放松身心的效果不仅有助于改善个体的心理状态，还能对生理健康产生积极的影响。

（3）引导想象。

被动音乐疗愈的一个独特之处在于它能够引导个体进入想象的世界。通过音乐的引导，个体可以在脑海中浮现出各种生动的画面和场景，这些画面和场景可能与个体的经历、情感、愿望等紧密相连。在这个想象的过程中，个体不仅可以深入地探索自己的内心世界，还能在音乐的陪伴下找到心灵的慰藉和力量。这种引导想象的能力使得被动音乐疗愈在心理治疗中具有独特的优势。

2. 被动音乐疗愈的适用场景

（1）疼痛管理。

在医疗领域，被动音乐疗愈被广泛应用于疼痛管理。对于慢性疼痛患者而言，长期的疼痛不仅会影响他们的身体健康，还会对心理状态造成严重的打击，而被动音乐疗愈通过让患者聆听舒缓的音乐，帮助他们放松身心、转移注意力，从而在一定程度上减轻疼痛感。这种非药物治疗方法不仅安全有效，还能提高患者的生活质量。

（2）临终关怀。

在临终关怀领域，被动音乐疗愈同样发挥着重要的作用。对于即将进入生命终点的患者来说，他们往往需要更多的精神支持和心灵陪伴，而被动音乐疗愈通过播放柔和、宁静的音乐，为患者营造一个温暖、安详的环境。在这个环境中，患者可以感受到音乐带来的温暖和陪伴，减轻对死亡的恐惧和焦虑。同时，音乐能激发患者的积极情绪和回忆，帮助他们在生命的最后阶段找到内心的平静。

（3）睡眠障碍。

当今社会，睡眠障碍已经成为一个普遍存在的问题。无论是失眠、焦虑还是其他形式的睡眠障碍，都会对个体的身心健康造成严重的影响，而被动音乐疗愈作为一种非药物治疗方法，对于提高睡眠质量具有显著效果。通过选择适合的音乐类型和节奏，个体可以在睡前聆听一段时间的音乐，从而放松身心，进入睡眠状态。这种治疗方法不仅简单易行，还能帮助个体培养健康的睡眠习惯。

三、音乐疗愈在不同领域的应用

（一）音乐疗愈在心理健康领域的应用

在心理健康领域，音乐疗愈开始崭露头角，成为一种备受瞩目的辅助治疗方法。音乐作为一种非语言的沟通工具，拥有独特的魅力，能够深入个体的内心世界，触及其深层的情感和需求。通过音乐疗愈，个体可以释放内心的压力，培养积极情绪，增进自我认知，从而达到改善心理健康的目的。

1.缓解焦虑障碍

焦虑障碍是当今社会普遍存在的心理健康问题之一。快节奏的生活、工作压力、人际关系等因素都可能导致个体出现焦虑、紧张、不安等情绪。传统的治疗方法，如药物治疗、心理咨询等，虽然在一定程度上能够缓解焦虑症状，但往往伴随着不良反应和依赖性；而音乐疗愈，作为一种非药物治疗方法，以其独特的优势在缓解焦虑障碍方面展现出显著效果。

音乐疗愈通过运用音乐的独特性，如节奏、旋律、音量等，来帮助个体放松身心，缓解焦虑症状。例如，通过聆听舒缓的音乐，个体可以感受到音乐的和谐与美感，从而逐渐放松紧张的神经，缓解焦虑情绪。此外，音乐疗愈还可以结合个体的需求和喜好，定制个性化的音乐治疗方案，使个体在音乐的陪伴下逐渐找回内心的平静和安宁。

研究表明，音乐疗愈对于缓解焦虑障碍具有显著效果。一项针对焦虑症患者的研究发现，经过一段时间的音乐疗愈干预后，患者的焦虑症状得到明显减轻。同时，音乐疗愈可以帮助个体选择积极的应对方式，提高自我调控能力，从而更好地应对生活中的压力和挑战。

2.改善抑郁症状

抑郁症是一种常见的心理健康问题，表现为持续的情绪低落、兴趣丧失、自我评价降低等症状。抑郁症患者往往陷入一种消极的情绪旋涡中，难以自拔，而音乐疗愈通过激发个体的积极情绪，帮助其建立积极的自我认知，从而改善抑郁症状。

音乐疗愈在改善抑郁症状方面的应用形式多样。例如，通过参与音乐创作与表演活动，个体可以感受到音乐的魅力与力量，体验到成功的喜悦和自信心的提升。这种积极的情绪体验有助于个体逐渐摆脱抑郁情绪的困扰，重新找回生活的乐趣和意义。同时，音乐疗愈可以结合心理咨询、认知行为疗法等方法，帮助个体建立更加积极的思维模式和行为习惯。

研究也证实了音乐疗愈对于改善抑郁症状的有效性。一项针对抑郁症患者的临床研究发现，结合音乐疗愈的心理治疗能够显著减轻患者的抑郁症状。这表明音乐疗愈在抑郁症治疗中具有重要的辅助作用，可以帮助患者更好地应对抑郁情绪，重拾生活下去的信心和勇气。

3. 提升自我认知与表达能力

除了缓解焦虑障碍和改善抑郁症状外，音乐疗愈在心理健康领域还可以作为辅助工具，帮助个体更好地表达自己的情感，增进自我认知。自我认知是个体对自己内心世界的感知和理解，是心理健康的重要组成部分。音乐作为一种非语言的沟通工具，具有独特的表达方式和情感传递功能。

通过音乐创作与表演活动，个体可以将自己的情感、想法和经历融入音乐之中，从而更加真实地表达自己内心的世界。这种表达方式不受语言的限制，可以更加直接、深刻地传达个体的情感和需求。同时，通过聆听和分析音乐作品，个体可以更深入地了解自己的情感需求和价值观，提升自我认知的准确性和深度。这种自我认知的提升有助于个体更好地认识自己、理解自己，从而培养更加健康、积极的心态。

（二）音乐疗愈在康复治疗领域的应用

康复治疗领域是音乐疗愈发挥重要作用的另一个广阔天地。对于因疾病或创伤导致身体功能障碍的患者来说，康复治疗是一个漫长而艰辛的过程。在这个过程中，患者不仅需要面对身体上的挑战，还要应对心理上的压力。音乐疗愈作为一种融合了艺术与医学的独特治疗方法，正逐渐在康复治疗领域展现出其巨大的潜力。

1. 促进身体功能的恢复

在康复治疗中，音乐疗愈被广泛应用于促进患者身体功能的恢复。对于中风、脑损伤等神经系统疾病患者来说，音乐疗愈成为一种创新且有效的治疗手段。通过聆听音乐或积极参与音乐活动，患者可以刺激大脑神经网络的重建和连接，从而改善受损的神经功能。

音乐疗愈在促进身体功能恢复方面的应用形式多种多样。例如，一些患者通过歌唱练习来恢复语言能力。在歌唱的过程中，他们需要集中注意力、记忆歌词和旋律，这些活动都有助于锻炼大脑的记忆功能。此外，打击乐器也被广泛应用于康复治疗中。通过敲击乐器，患者可以锻炼协调性和肌肉力量，提高手部的精细动作能力。同时，跟随音乐节奏进行训练有助于提升患者的注意力和记忆力。

除了上述应用外，音乐疗愈还可以结合舞蹈、体操等运动形式，帮助患者恢复身体功能。在音乐的伴奏下，患者更加积极地参与运动训练，提升康复效果。

2. 调整患者的心理状态

在康复治疗过程中，患者往往面临着巨大的心理压力和挫败感。长期卧床或行动不便会让他们感到孤独、无助和沮丧，而音乐作为一种具有情感共鸣的艺术形式，能够深入患者的内心世界，带给他们愉悦和安慰。

音乐疗愈通过运用不同风格和类型的音乐，帮助患者缓解焦虑、抑郁等负面情绪。一些轻松、欢快的音乐可以让患者感到愉悦和放松；一些激昂、励志的音乐可以帮助患者树立自信心；一些具有情感共鸣的音乐则可以让患者感受到被理解和支持。通过聆听喜爱的音乐或参与音乐活动，患者可以暂时忘却病痛的折磨和康复的艰辛，感受到生活的美好和希望。

此外，音乐疗愈还可以结合心理咨询、认知行为疗法等方法，帮助患者建立更加积极的心理状态。通过音乐与心理治疗的结合，患者可以更好地应对康复过程中的心理挑战，提高心理健康水平。

3. 提高康复治疗效果

音乐疗愈作为一种辅助手段，在康复治疗的各个阶段发挥不同的作用。在康复初期，音乐可以帮助患者缓解疼痛和焦虑情绪。通过聆听舒缓的音乐或参与轻松的音乐活动，患者可以减轻紧张感和恐惧感，更加积极地配合康复治疗。在康复中期，音乐可以刺激患者的神经功能并恢复肌肉力量。通过参与节奏明快、动感十足的音乐活动，患者可以锻炼协调性和平衡能力，提高身体功能水平。在康复后期，音乐可以帮助患者提高生活自理能力和社交能力。通过参与合唱、舞蹈等团体音乐活动，患者可以进一步与他人进行交流和合作，提高社会适应能力。

（三）音乐疗愈在疼痛管理领域的应用

疼痛，作为一种常见的临床症状，给患者带来了难以言表的痛苦和无尽的困扰。它不仅是身体上的折磨，更是心灵上的负担。传统的疼痛管理方法，如药物治疗和物理治疗，虽然在一定程度上能够缓解患者的痛苦，但长期使用药物可能带来的不良反应和成瘾性问题让人们倍感担忧。因此，寻求一种既能有效缓解疼痛又无不良反应的非药物治疗方法显得尤为迫切。在这个背景下，音乐疗愈作为一种非侵入性、无不良反应的治疗方法，逐渐走进人们的视野，并在疼痛管理领域展现出其独特的价值和潜力。

1.分散注意力与放松身心

音乐疗愈在疼痛管理中的一个重要作用是帮助患者分散注意力，将他们的焦点从疼痛感上转移到其他更加积极和愉悦的事物上。音乐的旋律、节奏和音色等元素如同一个个魔法音符，能够吸引患者的注意力，带领他们进入一个充满想象的世界。在这个过程中，患者可以暂时忘却疼痛的折磨，感受到音乐带来的愉悦和放松。

音乐的这种分散注意力的作用机制是多方面的。一方面，音乐的旋律和节奏可以引导患者的思绪，让他们的大脑跟随音乐的节奏进行活动，从而降低对疼痛的关注度。另一方面，音乐能引发患者的情感共鸣和回忆联想。不同的音乐作品往往承载着不同的情感和故事，患者在聆听的过程中可能会联想到自己曾经的经历或感受，从而进一步分散他们对疼痛的注意力。当患者的注意力被成功转移时，他们就可以更加轻松地应对疼痛感，减轻疼痛带来的不适和焦虑情绪。

此外，音乐还具有放松身心的作用。在疼痛的影响下，患者的肌肉和神经往往处于紧张状态，这不仅加重了疼痛感，还引发其他身体不适，而通过聆听柔和舒缓的音乐，患者可以感受到音乐的和谐与美感，从而逐渐放松紧张的肌肉和神经。

为了实现分散注意力和放松身心的效果，音乐疗愈的实施需要根据患者的个体差异进行个性化的选择。例如，对于年轻人和喜欢流行音乐的患者，可以选择一些节奏明快、充满活力的流行音乐作品；对于中老年人和喜欢古典音乐的患者，则可以选择一些优雅宁静、富有内涵的古典音乐作品。

2. 引发愉悦感与减轻疼痛

除了分散注意力和放松身心外，音乐疗愈在疼痛管理中还通过引发愉悦感来减轻患者的疼痛。研究表明，愉悦感可以促进内啡肽的分泌。内啡肽是一种具有镇痛作用的天然激素，它能够帮助患者减轻疼痛感，提升舒适度和幸福感。通过选择患者喜爱的音乐类型或歌曲，音乐疗愈可以激发患者的愉悦感和积极情绪反应，从而有效减轻疼痛带来的不适和焦虑情绪。

音乐的这种引发愉悦感的作用机制与人类的情感和心理活动密切相关。音乐作为一种艺术形式，具有独特的情感表达和传递功能。不同的音乐作品可以引发人们不同的情感反应和共鸣，从而激发愉悦感、悲伤感、兴奋感等多种情感体验。在疼痛管理中，通过选择那些能够引发患者愉悦感的音乐作品，可以帮助其感受到生活中的美好和希望，提升他们对抗疼痛的勇气和信心。

此外，音乐疗愈还可以结合其他治疗方法，如心理咨询、认知行为疗法等，共同构建一个综合性的疼痛管理体系。通过音乐与心理治疗的结合，音乐疗愈可以更加全面地满足患者的需求，提供更加个性化和有效的治疗方案。

第三节 音乐治疗师的技能和培训

一、音乐治疗师的核心技能

（一）音乐治疗师必备技能概览

音乐治疗师作为一种跨学科的专业角色，其核心技能涵盖了音乐技能、沟通技巧和临床知识三大方面。这些技能不仅要求音乐治疗师具备深厚的音乐素养，还需要他们能够有效地与患者沟通，以及拥有扎实的医学和心理学知识基础。

（二）各项技能在治疗过程中的作用与应用

1. 音乐技能

（1）音乐表演技能。音乐治疗师需要掌握至少一种乐器的演奏技巧以及良好的声乐技能。这些技能不仅能够用于表演，更重要的是能够在治疗过程中根据患者的需求和反应灵活调整音乐刺激，以达到最佳的疗愈效果。

（2）音乐创作技能。音乐治疗师应具备创作和改编音乐的能力，以便根据患者的情绪、病情和治疗目标定制个性化的音乐作品。

（3）音乐分析技能。音乐分析技能是指对音乐作品的旋律、节奏、和声等要素进行深入分析的能力，有助于音乐治疗师选择适合患者的音乐材料，并在治疗过程中准确地解释和引导患者感受音乐的美妙和力量。

2. 沟通技巧

（1）倾听能力。音乐治疗师需要耐心倾听患者的诉求和感受，理解他们的情绪和需求。通过倾听，治疗师建立起与患者的信任关系，为后续的治疗打下良好的基础。

（2）表达能力。清晰、准确地传达治疗信息，对于音乐治疗师至关重要。他们需要用易于理解的语言向患者解释治疗过程、目标和预期效果，帮助患者建立起积极的治疗态度。

（3）非语言沟通能力。除了语言之外，音乐治疗师还需要通过肢体动作、面部表情和眼神交流等非语言方式与患者进行沟通。这些非语言信号能够传递出治疗师的关心、支持和鼓励，提高患者的治疗信心。

3. 临床知识

（1）医学知识。音乐治疗师需要了解基本的医学原理，包括人体解剖、生理学和病理学等。这些知识有助于他们更好地理解患者的身体状况和治疗需求，制订更加科学合理的治疗方案。

（2）心理学知识。掌握心理学原理和方法，对于音乐治疗师来说至关重要。他们需要了解患者的心理状态、情绪变化和认知过程，以便运用音乐手段有效地调节患者的心理状态，保持身心健康。

（3）治疗原则与伦理规范。音乐治疗师需要熟知治疗过程中的基本原则和伦理规范，确保治疗活动的安全、有效和合法。他们应尊重患者的权益和隐私，遵循知情同意、保密等原则，为患者提供高质量的治疗服务。

二、音乐治疗师的培训和教育路径

（一）音乐治疗师的专业培训和教育要求

音乐治疗师作为一个高度专业化的职业，其培训和教育要求涵盖了广泛的知识领域和专业技能。一般来说，成为一名合格的音乐治疗师，需要经过系统的专业培训和认证，要求其具备音乐、心理学、医学等多方面的知识背景和实践经验。

1. 学历要求

音乐治疗师的学历要求通常较高，一般需要具备本科或以上学历。在本科阶段，音乐治疗师专业的学生需要学习音乐学、心理学、医学等基础课程，掌握音乐技能、音乐理论知识以及心理学和医学的基本原理。在研究生阶段，学生将进一步深化专业知识，提升临床实践能力，并进行相关的研究工作。

2. 专业技能培训

除了学历教育外，音乐治疗师还需要接受专业的技能培训。这些培训通常包括音乐技能的提升、临床实践技巧的学习以及跨学科知识的整合等。在音乐技能方面，音乐治疗师需要精通至少一种乐器，并具备良好的声乐技能和音乐创作能力。在临床实践方面，音乐治疗师需要学习如何与患者建立信任关系、制订治疗计划、评估疗愈效果等。此外，他们还需要了解不同人群的心理和生理特点，以便更好地制订个性化的治疗方案。

3. 实践经验要求

实践经验对于音乐治疗师来说至关重要。在专业培训过程中，学生通常需要完成一定数量的临床实践小时数，以获得足够的实践经验。这些实践经验可以帮助学生更好地理解和应用所学知识，提升他们的临床实践能力。此外，实践经验也是获得专业认证和从业资格的重要依据之一。

4. 持续教育要求

音乐治疗是一个不断发展的领域，新的理论和技术不断涌现。因此，音乐治疗师需要保持持续学习的态度，不断更新自己的知识和技能。他们可以通过参加专业培训课程、研讨会、学术会议等方式，与同行交流学习，了解最新的研究成果和治疗技术。持续教育不仅有助于提升音乐治疗师的专业素养，也是他们保持职业竞争力的重要途径。

（二）国内外知名的音乐治疗师培训机构和认证体系

在国内外，有许多知名的音乐治疗师培训机构和认证体系，为音乐治疗师的专业培训和教育提供了有力支持。

1. 国内知名机构

（1）中国音乐学院音乐治疗研究中心。

作为中国最早成立的音乐治疗研究机构，中国音乐学院音乐治疗研究中心在音乐治疗师的培训和教育方面具有很高的声誉。该中心不仅提供本科和研究生层次的音乐治疗专业教育，还定期举办各类专业培训课程和研讨会，为音乐治疗师提供持续学习的机会。

（2）中央音乐学院音乐治疗研究中心。

中央音乐学院音乐治疗研究中心是国内知名的音乐治疗师培训机构之一。该中心拥有一支资深的教师团队和完善的教学设施，为音乐治疗师提供系统的专业培训和认证服务。同时，该中心积极开展国际交流与合作，引进国外先进的音乐治疗理念和技术。

2. 国外知名机构

（1）美国音乐治疗协会。

美国音乐治疗协会（American Music Therapy Association，AMTA）是全球最大的音乐治疗专业组织，拥有完善的认证体系和培训机制。AMTA 提供多种级别的专业认证，包括注册音乐治疗师（Registered Music Therapist，RMT）和认证音乐治疗师（Board-Certified Music Therapist，BCMT）等。此外，AMTA 还定期举办各类专业培训课程和学术会议，为音乐治疗师提供持续学习和交流的平台。

（2）英国音乐治疗协会。

英国音乐治疗协会（British Association for Music Therapy，BAMT）是欧洲领先的音乐治疗专业组织之一。BAMT 提供专业的培训和认证服务，致力于培养高素质的音乐治疗师。该协会的认证体系包括注册音乐治疗师（Registered Music Therapist）和高级注册音乐治疗师（Senior Registered Music Therapist）等。此外，BAMT 还与国际音乐治疗组织保持密切合作，推动音乐治疗领域的发展与进步。

3. 认证体系的重要性

认证体系在音乐治疗师的培训和教育过程中起着至关重要的作用。通过认证，可以确保音乐治疗师具备必要的专业知识和技能，达到一定的行业标准。同时，认证是音乐治疗师获得从业资格和职业发展的重要依据之一。在国内外知名的音乐治疗师培训机构中，认证体系通常包括课程学习、临床实践、综合评估等多个环节，以确保培训质量和效果。

三、音乐治疗师的持续专业发展和实践挑战

（一）音乐治疗师在实践中面临的挑战和机遇

音乐治疗师作为将音乐应用于心理健康领域的专业人士，在实践中既面临着诸多挑战，也拥有着丰富的机遇。

1. 挑战

（1）患者多样性。音乐治疗师面对的患者群体极为广泛，从儿童到老年人，从普通人群到特殊人群，他们的心理、生理和社会背景各不相同。因此，如何针对不同患者的特点制订个性化的治疗方案，是音乐治疗师面临的一大挑战。

（2）跨学科知识整合。音乐治疗涉及音乐学、心理学、医学等多个学科的知识。在实践中，音乐治疗师需要将这些知识有机地结合起来，以形成有效的治疗方法。然而，不同学科之间的知识体系和思维方式存在差异，如何整合这些资源并应用于实践，对音乐治疗师提出了较高的要求。

（3）疗愈效果评估。音乐治疗的效果往往难以量化评估。与传统的医学治疗不同，音乐治疗的效果更多地体现在患者的心理感受和行为改变等方面。因此，如何科学、客观地评估疗愈效果，是音乐治疗师需要解决的一个重要问题。

2. 机遇

（1）社会需求增长。随着人们对心理健康的重视程度不断提高，音乐治疗作为一种非药物治疗方法，受到了越来越多的关注。社会对音乐治疗师的需求不断增长，从而为音乐治疗师提供了广阔的发展空间。

（2）技术创新。科技的发展为音乐治疗带来了新的机遇。例如，数字化音乐技术、虚拟现实技术等可以与音乐治疗相结合，为患者提供更加丰富、多样的治疗体验。这些技术创新为音乐治疗师提供了更多的治疗手段和方法选择。

（3）国际合作与交流。随着全球化进程的加速，国际的音乐治疗合作与交流日益频繁。音乐治疗师可以通过参加国际会议、访问学习等方式，了解

不同文化背景下的音乐治疗理念和方法，拓宽自己的视野和知识面。

（二）如何通过持续专业发展提升音乐治疗师的职业素养

在快速发展的现代社会中，音乐治疗作为一种独特的治疗手段，越来越受到人们的关注和认可。音乐治疗师作为这一领域的实践者，肩负着为患者提供高质量音乐治疗服务的重任。然而，面对实践中的挑战和机遇，他们如何通过持续专业发展来提升自己的职业素养和疗愈效果呢？以下是一些具体的建议。

1. 深化专业知识学习

音乐治疗是一门跨学科的综合性专业，涉及音乐学、心理学、医学等多个领域的知识。因此，对于音乐治疗师来说，深化专业知识学习是提升职业素养的基础。他们可以通过参加专业培训课程，系统地学习音乐治疗的理论和实践知识，掌握最新的治疗技术和方法。阅读专业文献也是不可或缺的学习方式，通过阅读国内外相关领域的学术论文和著作，音乐治疗师可以了解最新的研究进展和治疗理念，为自己的实践提供理论支持。

此外，参与学术研讨也是提升专业知识的重要途径。通过参加学术会议、研讨会等活动，音乐治疗师可以与同行专家进行深入的交流和讨论，分享彼此的经验和见解，从而拓宽自己的视野和思路。这种互动式的学习方式不仅可以提升音乐治疗师的专业素养，还可以提高他们的实践能力和创新能力。

2. 提升临床实践技能

临床实践是音乐治疗师提升疗愈效果的关键环节。通过大量的临床实践，音乐治疗师可以不断提高自己的专业技能，积累丰富的临床经验。在实践中，他们应关注患者的需求和反馈，灵活调整治疗方案和策略，以达到最佳的疗愈效果。积极向同行学习也是提升临床实践技能的重要途径。音乐治疗师可以通过观摩他人的治疗过程、参与案例讨论等方式，借鉴他人的成功经验和治疗方法，为自己的实践提供有益的参考。

此外，音乐治疗师还应注重自我反思和总结。在每次临床实践后，他们应回顾自己的治疗过程和效果，分析存在的问题和不足，并寻求改进的方法和策略。这种自我反思和总结的过程有助于音乐治疗师不断提升自己的临床实践技能。

3. 关注新技术与新方法

随着科技的发展和研究的深入，新的音乐治疗技术和方法不断涌现。这些新技术和新方法为音乐治疗师提供了更多的治疗手段和选择空间。因此，关注新技术和新方法是音乐治疗师保持专业领先地位的关键。他们可以通过参加专业培训、关注行业动态、阅读相关文献等方式，及时了解和掌握最新的音乐治疗技术与方法。同时，他们应积极尝试将这些新技术和新方法应用于实践中，以探索更适合患者需求的治疗方案。

4. 加强跨学科合作与交流

音乐治疗涉及多个学科的知识和技能，因此加强跨学科合作与交流对于音乐治疗师的专业发展至关重要。他们可以与心理学家、医生、康复师等其他领域的专业人士进行合作与交流，共同探讨音乐治疗在跨学科领域的应用和发展。这种合作与交流不仅可以拓宽音乐治疗师的视野和思路，还可以提升他们的综合素养和创新能力。通过与其他领域的专业人士进行深入的交流和合作，音乐治疗师可以更好地理解患者的需求，从而提供更全面、更有效的治疗方案。

5. 参与国际交流与合作

国际交流与合作是音乐治疗师提升职业素养的重要途径之一。通过参与国际会议、访问学习等方式，音乐治疗师可以了解不同文化背景下的音乐治疗理念和方法，学习国际先进的音乐治疗技术和经验。这些国际交流与合作经历不仅可以提升音乐治疗师的专业水平和国际竞争力，还可以开阔他们的国际视野。在国际交流与合作中，音乐治疗师可以结识来自世界各地的同行专家，与他们建立长期的合作关系和友谊，共同推动音乐治疗事业的发展。

6. 持续自我反思与总结

持续自我反思与总结是音乐治疗师实现专业成长的重要途径。在实践中，音乐治疗师应不断对自己的治疗理念、方法和效果进行反思和总结，找出存在的问题和不足并寻求改进的方法与策略。这种自我反思与总结的过程有助于音乐治疗师不断提升自己的职业素养。通过持续的自我反思与总结，音乐治疗师可以不断完善自己的治疗理念和方法体系，提升疗愈效果和患者满意度。

第五章　音乐疗愈的机构与服务模式

第一节　音乐疗愈机构的设立和管理规范

一、音乐疗愈机构的设立背景与意义

（一）音乐疗愈在当前社会中的需求与发展趋势

1. 需求分析

在快节奏的现代生活中，人们普遍面临着来自工作、学习、家庭等各方面的压力，这些压力往往导致焦虑、抑郁等情绪问题的产生。传统的医学治疗对于这些心理问题的解决方式有限，而音乐疗愈以其独特的非药物治疗方式为人们提供了一个新的选择。通过音乐的节奏、旋律、和声等元素，音乐疗愈能够帮助人们释放压力、调节情绪，达到心理平衡。

除了普通人群外，特殊人群如儿童、老年人、残障人士以及患有特定疾病的患者等，也对音乐疗愈有着特殊的需求。音乐疗愈既可以帮助儿童提高注意力、提高社交能力，又可以减轻老年人的孤独感，还可以提高残障人士的生活质量。

2. 发展趋势

随着科技的不断发展，音乐疗愈将与更多的科技手段相结合，创新出更加多元化的治疗方式。例如，虚拟现实技术、人工智能技术等可以与音乐疗愈相结合，为患者提供沉浸式的治疗体验。此外，数字化音乐技术也可以使得音乐疗愈更加便捷、高效。

音乐疗愈的发展离不开跨学科的合作与研究。未来，音乐疗愈将与心理学、医学、神经科学、教育学等多个学科进行更深入的融合与合作，共同推

动音乐疗愈在理论和实践方面的创新与发展。这种跨学科的合作与研究将有助于揭示音乐对人类大脑和身体的深层影响机制，为音乐疗愈的应用提供更加科学的依据。

3. 个性化与精准化治疗

随着人们对心理健康需求的不断提高，音乐疗愈也将朝着更加个性化和精准化的方向发展。未来的音乐疗愈将更加注重患者的个体差异和需求，根据患者的年龄、性别、文化背景、音乐偏好等因素制订个性化的治疗方案。同时，借助大数据和人工智能等技术手段，音乐疗愈可以实现精准化的治疗评估和调整，提高患者满意度。

（二）设立音乐疗愈机构的重要性

设立音乐疗愈机构可以推动音乐疗愈在社会的普及与发展。这些机构可以为大众提供专业的音乐疗愈服务，让更多的人了解和认识到音乐疗愈的价值和作用；还可以作为音乐疗愈的研究和实践平台，吸引更多的专家和学者加入这一领域，推动音乐疗愈的不断创新与发展。

设立音乐疗愈机构可以完善现有的心理健康服务体系。传统的心理健康服务往往注重药物治疗和心理咨询等方式，而忽视了非药物治疗方法的重要性。音乐疗愈作为一种有效的非药物治疗方法，可以弥补传统心理健康服务的不足，为患者提供更加全面、多元化的治疗选择。因此，设立音乐疗愈机构有助于完善心理健康服务体系，提高心理健康服务的整体质量和水平。

设立音乐疗愈机构可以满足社会对于心理健康服务的需求，为人们提供一个安全、有效的心理干预方式。通过音乐的力量，人们可以释放压力、调节情绪、提升自我认知和情绪管理能力，从而达到心理健康的平衡状态。

设立音乐疗愈机构可以促进相关产业的发展。音乐疗愈涉及音乐创作、音乐表演、音乐教育等多个领域，这些领域的发展可以为音乐疗愈提供更好的服务。随着音乐疗愈在社会的普及与应用，相关的音乐产业也将迎来新的发展机遇。

二、音乐疗愈机构设立的基本条件

设立音乐疗愈机构是一个系统性的工程，需要满足一系列的基础设施、专业团队和资质认证等条件。以下是对这些条件的详细分析。

（一）基础设施

音乐疗愈机构应拥有独立的场地，包括治疗室、候诊区、办公区等。治疗室应具备良好的隔音效果，保证治疗过程的私密性。同时，场地设施应符合安全标准，确保患者和工作人员的安全。

音乐疗愈机构应配备专业的音乐设备，如音响系统、乐器、音乐治疗软件等。这些设备应满足不同治疗方法的需要，具有良好的音质和操作性，以确保疗愈效果。

根据治疗需要，音乐疗愈机构还应配备相应的辅助设施，如舒适的座椅、照明系统、空调设备等。这些设施应为患者提供舒适的治疗环境，有助于放松身心，提高疗愈效果。

（二）专业团队

音乐疗愈机构的核心团队由专业的音乐治疗师组成。他们应具备相应的学历背景和专业技能，持有有效的音乐治疗师资格证书。音乐治疗师应具有丰富的临床实践经验，能够根据患者的具体情况制订个性化的治疗方案。

由于音乐疗愈涉及多个学科的知识，因此机构还应组建跨学科团队，包括心理学家、医学专家、教育工作者等。这些团队成员应提供全方位的支持和协作，共同为患者提供全面的治疗服务。

音乐疗愈机构应定期为团队成员提供专业培训和持续教育机会。这有助于团队成员掌握最新的音乐治疗理念和技术，不断提升专业素养，确保为患者提供高质量的治疗服务。

（三）资质认证

音乐疗愈机构应获得相关部门的认证和许可，以确保其合法运营和符合行业标准，如卫生、教育等主管部门颁发的证书或许可证。音乐治疗师应持有有效的资格证书，以证明其具备从事音乐治疗工作的专业能力。

除了机构认证和治疗师资格认证外，音乐疗愈机构还可以寻求其他相关认证，如质量管理体系认证等。这些认证有助于机构提升管理水平和服务质量，提高市场竞争力。

三、管理规范与制度建设

（一）音乐疗愈机构的管理制度

为确保音乐疗愈机构的规范运营和服务质量，制定一套完善的管理制度至关重要。这套管理制度应涵盖人员管理、服务流程、质量控制等关键方面，以确保机构高效、有序地运营。

1. 人员管理

音乐疗愈机构应明确各岗位的职责与要求，通过公开、公正的招聘程序选拔合格人员。对于音乐治疗师等核心职位，机构应注重应聘者的专业背景、实践经验和职业素养。

新入职员工应接受系统的岗前培训，包括机构文化、规章制度、业务技能等。在职员工应定期进行专业培训，以更新知识和提升技能。机构应建立科学的考核机制，对员工的工作表现进行定期评估，奖优罚劣。

音乐疗愈机构应建立合理的薪酬体系和激励机制，以激发员工的工作积极性和创新精神。对于表现优秀的员工，应提供晋升机会和更广阔的发展空间。

2. 服务流程

患者或家属可通过电话、网络等方式预约治疗服务。机构应设立专门的接待人员，负责接待来访者、解答咨询、协助办理相关手续等。

治疗开始前，音乐治疗师应评估患者的心理状况、音乐偏好等，并根据评估结果制订个性化的治疗方案；治疗过程中，密切关注患者的反应，及时调整治疗方案；治疗结束后，跟踪评估患者的治疗效果，并向患者或家属提供反馈意见。机构应建立患者档案管理制度，妥善保存患者的治疗记录。

3. 质量控制

音乐疗愈机构应制定详细的服务质量标准和操作规范，确保各项服务符合行业要求和患者期望。这些标准应涵盖治疗环境、设备设施、人员素质、服务流程等方面。

机构应设立专门的质量管理部门或指定专人负责质量监督工作。通过定期巡查、抽查等方式对各项服务进行监督检查，确保服务质量符合标准。对于发现的问题和不足，应及时督促相关部门和人员进行整改。

音乐疗愈机构应建立持续改进机制，定期收集患者和员工的意见或建议，对服务质量进行全面评估。根据评估结果采取改进措施，以不断提升机构的服务水平和竞争力。

（二）如何建立有效的监管机制

为确保音乐疗愈机构的规范运营和服务质量，建立有效的监管机制至关重要。以下从政府监管、行业协会自律以及社会监督三个方面探讨如何构建这一机制。

1. 政府监管

政府应明确负责音乐疗愈机构监管的职能部门，如卫生健康部门或文化部门等。这些部门应依法履行监管职责，对音乐疗愈机构的设立、运营和服务质量进行全面监管。

政府应制定和完善与音乐疗愈相关的法规和标准，为机构的设立和运营提供明确的法律依据与规范要求。这些法规和标准应涵盖机构资质、人员资格、服务流程、质量控制等方面。

政府监管部门应加大对音乐疗愈机构的执法力度，定期或不定期地开展专项检查和整治行动，严厉打击违法违规行为。对于存在问题的机构，应依法予以处罚并督促整改。

2. 行业协会自律

音乐疗愈领域应建立相应的行业协会或专业组织，作为政府和企业之间的桥梁和纽带。行业协会应发挥自律作用，制定行业规范和行为准则，引导机构诚信经营、优质服务。

行业协会可以组织专家对音乐疗愈机构开展评估和认证工作，为优秀机构颁发证书或标志，提升行业整体水平。同时，行业协会会通过公布评估结果和黑名单等方式，对不良机构进行曝光和惩戒。

行业协会还应积极组织行业内的交流合作活动，如研讨会、培训班等，推动音乐疗愈理念和技术的传播与发展。通过加强行业内部的沟通与协作，共同提升音乐疗愈在社会中的认知度和影响力。

3. 社会监督

新闻媒体作为社会舆论的重要传播渠道，应积极关注音乐疗愈机构的发展动态和服务质量。通过报道典型案例、曝光违法行为等方式，发挥舆论监督作用，推动机构规范运营和服务质量提升。

政府监管部门和行业协会可以设立投诉举报平台，方便大众反映问题和提供线索。对于大众的投诉和举报，应及时受理并依法处理。

引入第三方评价机构对音乐疗愈机构进行评价和排名，为大众选择优质服务提供参考依据。

第二节　多样化的服务模式

一、线下服务模式

（一）传统的线下音乐疗愈服务模式

音乐疗愈，作为一种融合了艺术与医学的治疗手段，近年来在全球范围内逐渐受到重视。它通过音乐的力量为需要心理支持和疗愈的个体提供了有效的途径。在传统的线下音乐疗愈服务模式中，面对面咨询和团体治疗是两种最为常见且历史悠久的服务形式。

1. 面对面咨询

面对面咨询是音乐疗愈中最为经典且深入人心的一种服务模式。在这种模式下，音乐治疗师与患者基于信任、理解和共鸣建立起一种特殊的治疗关系。治疗师通过深入了解患者的生活背景、心理状态和音乐偏好，为其量身打造个性化的治疗方案。

在面对面咨询的过程中，音乐不仅是背景或陪衬，还是治疗的核心元素。治疗师会引导患者聆听特定的音乐，这些音乐与其情感状态、生活经历或治疗目标紧密相连。有时，治疗师还会鼓励患者参与音乐创作，如即兴演奏、歌词创作或歌曲编排等，这样的过程往往能够帮助患者更深入地探索自己的内心世界，释放压抑的情感，或找到解决问题的新视角。

面对面咨询的优势在于其高度个性化和深度。由于治疗师能够专注于服务一个患者，因此他们可以更加细致地观察患者的反应，及时调整治疗策略，以确保治疗的有效性。此外，这种一对一的互动也有助于医患之间建立起一种密切的治疗关系，这对于患者的康复过程至关重要。

不过，面对面咨询也存在一些不可忽视的局限性。一方面，它受到时间和地点的严格限制。患者需要提前预约，并在指定的时间和地点接受治疗，这对于一些行动不便或时间安排紧张的患者来说是一个挑战。另一方面，面对面咨询对治疗师资源的依赖性较强。在一些地区，由于音乐治疗师的数量有限，患者可能需要等待较长时间才能获得治疗。

2. 团体治疗

与面对面咨询相比，团体治疗在音乐疗愈中具有独特的价值和魅力。在这种模式下，多个患者聚集在一起，共同参与由治疗师主导的音乐活动。这些活动包括合唱、合奏、即兴演奏、音乐游戏等多种形式，旨在通过音乐这一媒介促进患者之间的交流与互动。

团体治疗的优势在于其社交性和互动性。音乐是一种具有强大沟通功能的艺术形式，能够跨越语言、文化和背景的障碍，将人们紧密地联系在一起。在团体治疗中，患者有机会与其他人分享自己的经验和感受，从而减轻孤独感和焦虑感。同时，他们可以从其他人的故事中汲取力量和灵感，提高自己的康复信心。

此外，团体治疗还为患者提供了一个安全、支持性的环境。在这个环境中，他们可以自由地表达自己的情感和想法，而不用担心被评判或嘲笑。这种开放和包容的氛围有助于患者敞开心扉，勇敢面对自己的问题。

不过，团体治疗也存在一些潜在的挑战和局限性。例如，不同患者之间的差异性可能导致治疗效果的参差不齐。由于每个人的生活经历、心理状态和音乐偏好都不同，因此他们对同一音乐活动的反应和收获也会有所不同。这就要求治疗师具备较高的专业素养和敏锐的洞察力，以确保每个患者都能在团体治疗中获得应有的关注和支持。

团体动力可能受到个别成员的影响。在团体治疗中，患者之间的互动和关系是复杂多变的。有时个别患者的行为或言论可能会引起其他成员的不满，从而影响整个团体的氛围和治疗效果。因此，治疗师需要具备一定的团体管理和冲突解决能力，以确保团体治疗的顺利进行。

（二）线下服务模式的优势与局限性

线下服务模式在音乐疗愈中具有重要的地位和优势，但也存在一定的局限性。

以孕妇为例，线下服务模式的优势主要体现在以下三个方面：

1. 互动性和即时性

音乐疗愈的核心在于其互动性和即时性，这使得治疗师能够与孕妇建立紧密的联系，并根据她们的需求和反应进行实时的调整。

（1）实时反馈与调整。

音乐疗愈活动中，治疗师可以即时观察孕妇的情绪变化、身体反应以及对胎儿的影响。当孕妇表现出紧张或不适时，治疗师可以迅速调整音乐类型、音量或节奏，以达到最佳的放松效果。这种实时的反馈和调整机制确保了音乐疗愈的有效性和安全性。

（2）建立信任关系。

通过面对面的互动和音乐共享，治疗师和孕妇之间建立信任关系。这种信任不仅有助于孕妇更好地放松和配合治疗，还能培养她们对胎儿的关爱能力。

2. 个性化和深度

音乐疗愈注重个性化治疗，能够根据孕妇的个人喜好、文化背景和心理状态制订针对性的音乐疗愈方案。

（1）满足个性化需求。

不同的孕妇对音乐的喜好和反应各不相同。音乐疗愈能够根据孕妇的个性化需求选择适合她们的音乐类型和曲目，从而达到最佳的放松效果。

（2）挖掘潜在问题。

通过深入的音乐交流和情感表达，音乐疗愈能够帮助孕妇挖掘潜在的心理问题和情感障碍。治疗师可以通过音乐引导孕妇进行深入的自我探索，帮助她们找到问题的根源，进而实现深度的心理治疗。

（3）加强母婴情感联系。

音乐疗愈还能够加强孕妇与胎儿之间的情感联系。通过共同欣赏音乐、参与音乐活动等方式，孕妇可以与胎儿建立更加紧密的情感联系，增强彼此之间的感应。

3. 安全性和私密性

音乐疗愈通常在一个安全、私密的环境中进行，这有助于保护孕妇的隐私和权益。

（1）保护隐私。

在音乐疗愈过程中，孕妇可以在一个相对私密的空间中表达自己的情感和需求，而不必担心被他人窥探或评判。这种私密性有助于孕妇建立安全感，更加放心地参与音乐疗愈活动。

（2）确保安全性。

音乐疗愈作为一种非侵入性的干预手段，对孕妇和胎儿的安全性有着严格的保障。在选择音乐曲目和制订疗愈方案时，治疗师会充分考虑孕妇的身体状况和心理状态，确保音乐疗愈活动的安全性和有效性。

（3）促进身心放松。

在一个安全、私密的环境中接受音乐疗愈，孕妇能够更加放松和愉悦地享受音乐带来的舒适感。这种身心放松的状态有助于缓解孕妇的焦虑和压力，促进胎儿的健康成长。

线下服务模式的局限性主要体现在以下三个方面：

1. 时间和地点限制

音乐疗愈的线下服务模式通常需要在特定的时间和地点进行，这在一定程度上限制了其可达性和便利性。对于许多孕妇来说，尤其是那些居住在偏远地区或交通不便的地方的孕妇，前往治疗地点会面临诸多困难，如距离远、交通不便等。此外，由于日常生活和工作安排，孕妇难以在预定的时间内接受治疗，这会导致治疗的连续性和效果受到影响。

此外，时间和地点的限制还可能影响孕妇接受音乐疗愈的意愿和积极性。对于那些在孕期感到特别疲惫或不适的孕妇来说，前往治疗地点会成为一种负担。因此，尽管音乐疗愈对她们有益，但由于时间和地点的限制，她们会选择放弃治疗。

2. 资源有限性

音乐疗愈作为一种专业的治疗方法，需要治疗师具备一定的专业知识和技能。然而，目前治疗师的数量和分布并不均衡，这导致一些地区或人群无法获得及时有效的音乐疗愈服务。此外，治疗室的设施和资源也成为限制因素。例如，一些治疗室缺乏先进的音响设备或适合孕妇的音乐疗愈工具，这可能会影响治疗效果和患者的体验。

资源有限性还体现在治疗成本上。虽然音乐疗愈通常被认为是一种成本效益较高的治疗方法，但对于一些经济条件较差的孕妇来说，治疗费用仍然构成一种负担，这导致她们无法长期接受治疗或选择放弃治疗。

3. 患者差异性

每个孕妇的背景、症状和需求都是独特的，这使得音乐疗愈在应对不同患者时面临挑战。一些孕妇可能对某些音乐类型或活动形式感到不适，这需要治疗师在制订个性化治疗方案时予以充分考虑。同时，孕妇在孕期的心理状态和身体反应可能会发生变化，需要治疗师具备灵活调整治疗方案的能力。

患者差异性还体现在治疗效果上。虽然音乐疗愈在围产期服务中展现出了一定的疗效，但并非所有孕妇都能从中获得显著的益处。这可能与孕妇的个人状况、治疗方案的匹配度以及治疗师的专业能力等因素有关。因此，在治疗过程中，治疗师需要密切关注患者的反应，及时调整治疗方案以确保治疗效果。

二、线上服务模式

（一）互联网技术在音乐疗愈中的应用

随着互联网技术的飞速发展，其在音乐疗愈领域的应用也日益广泛。互联网技术为音乐疗愈服务提供了全新的形式和平台，如远程咨询、在线课程等，极大地拓展了音乐疗愈的服务范围和可及性。

1. 远程咨询

远程咨询是互联网技术在音乐疗愈中应用的一种重要形式，它打破了传统音乐疗愈在时间和地点上的限制，为患者提供了更加灵活和便捷的治疗方式。

传统的音乐疗愈需要患者亲自前往治疗室，这不仅需要花费大量的时间和精力，还可能因为交通、距离等原因给患者造成额外的压力，而远程咨询则允许患者在家中或其他舒适的环境中接受治疗，无须出门，从而极大地节省了时间和精力。患者可以自行安排治疗时间，更加灵活和方便。

在远程咨询中，音乐治疗师可以利用专业的音乐软件和设备，为患者提供个性化的音乐治疗体验。治疗师可以根据患者的需求和情绪状态，为其播放特定的音乐曲目，或引导其进行音乐创作和表达。

虽然远程咨询是在线进行的，但音乐治疗师仍然可以通过视频会议、在线聊天等工具，实时观察患者的面部表情、肢体动作等非言语信息，了解其情绪和心理状态。这为治疗师提供了宝贵的信息，使其能够更准确地判断患者的需求，从而提供更具针对性的治疗建议。

远程咨询的应用还使得音乐疗愈得以扩大到更广泛的人群。以往，由于地理位置、治疗师资源有限等，很多人无法获得及时有效的音乐疗愈服务。如今，通过互联网技术的支持，音乐治疗师可以为更多地区、更多人群提供服务，推动音乐疗愈的普及和发展。

2. 在线课程

在线课程是互联网技术在音乐疗愈中应用的另一种重要形式，丰富了音乐疗愈的实践形式。

在线课程涵盖音乐疗愈的基础知识、技能技巧、案例分析等方面内容，患者可以根据自己的时间和兴趣进行学习，不受地点和时间的限制。在线课程不仅可以帮助患者了解音乐疗愈的知识和技巧，还可以引导患者进行自我疗愈。

对于音乐治疗资源相对不足的地区，在线课程可为患者提供必要的支持。

（二）线上服务模式的优势

1. 便捷性

线上音乐疗愈服务为患者提供了前所未有的便捷性，使其能够在家中或其他舒适的环境中接受治疗，无须亲自前往治疗室。这种便捷性主要体现在以下几个方面：

（1）节省时间与成本。

传统的音乐疗愈需要患者花费大量时间和精力前往治疗室，而线上服务模式则完全打破了这一限制。患者只需通过互联网连接，即可向治疗师进行远程咨询或在线课程学习，节省了交通时间和费用，降低了接受治疗的门槛。

（2）灵活的时间安排。

线上服务模式通常提供 24 小时的服务支持，这意味着患者可以根据自己的时间安排进行治疗和学习，无须担心与治疗师的时间发生冲突。这种灵活性使得音乐疗愈更加容易融入患者的日常生活中，提高了治疗的可持续性。

（3）丰富的音乐资源。

线上服务模式还可以为患者提供丰富的音乐资源和治疗工具，满足其多样化的需求。患者可以根据自己的喜好和需求选择合适的音乐曲目或工具，进行个性化的音乐治疗体验。

2. 灵活性

线上音乐疗愈服务在提供治疗和支持方面表现出高度的灵活性，主要体现在以下几个方面：

（1）个性化的治疗方案。

治疗师可以根据患者的需求和状况，灵活调整治疗方案和课程内容。例如，对于需要紧急支持的患者，治疗师可以提供即时的远程咨询服务；对于希望深入了解音乐疗愈的患者，治疗师可以提供系统的在线课程。这种个性化的治疗方式可以更好地满足患者的需求，提高治疗效果。

（2）多样化的互动形式。

线上服务模式还支持多种形式的互动和交流，如文字聊天、语音通话、视频会议等。这使得治疗师与患者之间的沟通更加顺畅和高效，能够更好地理解和满足患者的需求。

（3）适应不同的治疗场景。

线上服务模式还可以适应不同的治疗场景。无论是在家庭、学校还是工作场所，只要有互联网连接，患者就可以随时接受治疗和支持。这种适应性使得音乐疗愈更加普及和易于推广。

3. 挑战

尽管线上音乐疗愈服务具有诸多优势，但在实际应用中也面临着一些挑战，具体体现在以下几个方面：

（1）网络安全与隐私保护。

网络安全和隐私保护是线上服务模式需要重点关注的问题。音乐疗愈涉及患者的个人信息和心理健康数据，必须采取严格的安全措施来保障其隐私安全。治疗师和平台提供商需要加强对数据的保护与管理，防止数据泄露和滥用。

（2）专业素养与技术能力。

线上服务模式对治疗师的专业素养和技术能力提出了更高的要求。治疗师需要熟悉互联网技术和相关工具的使用，同时需要具备远程诊断和治疗的能力。这需要治疗师不断学习和提升自己的专业技能，以适应线上服务模式的需求。

（3）网络连接与设备稳定性。

线上服务模式还可能受到网络连接不稳定、设备故障等因素的影响，导致治疗效果的不确定性和不稳定性。因此，治疗师和患者都需要确保网络连接的稳定性和设备的可靠性，以保证治疗的顺利进行。

（4）技术支持与售后服务。

线上服务模式还需要建立完善的技术支持和售后服务体系，以应对可能出现的各类问题。其中包括提供及时的技术支持、解答用户疑问、处理投诉等，以确保用户能够顺利使用线上服务并获得满意的体验。

三、个性化定制服务

（一）如何根据客户需求提供个性化的音乐疗愈方案

音乐疗愈作为一种非药物治疗手段，越来越受到人们的关注和认可。为了满足不同客户的需求，提供个性化的音乐疗愈方案至关重要。以下将详细介绍如何根据客户需求制订个性化的音乐疗愈方案。

1. 深入了解客户需求

制订个性化的音乐疗愈方案的首要步骤是深入了解客户的需求。这不仅是简单的询问和记录，还要通过深入的沟通和交流，真正了解客户的内心世界。

（1）年龄与性别。

年龄与性别是影响音乐选择和疗法效果的重要因素。年轻人可能更喜欢流行或摇滚音乐，而老年人可能更偏好古典或民族音乐。男性可能更倾向于具有力量感和节奏感的音乐，而女性可能更偏爱柔和、抒情的旋律。

（2）文化背景。

音乐与文化背景紧密相连。来自不同文化背景的客户对特定的音乐类型或元素有更深的情感联系。因此，治疗师需要了解客户的文化背景，选择与其情感相契合的音乐。

（3）音乐偏好。

了解客户的音乐偏好是制订个性化方案的关键。有些人喜欢欢快的节奏，而有些人更喜欢宁静的旋律。通过询问客户喜欢的音乐类型和曲目，治疗师可以为客户选择最合适的音乐。

（4）心理状况与生活经历。

客户的心理状况和生活经历是制订个性化方案的基础。例如，对于那些经历过创伤的客户，选择具有治愈和舒缓作用的音乐可能更为合适。

2. 评估客户的心理状况

制订个性化方案之前，治疗师对客户的心理状况进行全面评估是必不可少的。

（1）情绪状态。

评估客户的情绪状态，如焦虑、抑郁、愤怒等，有助于选择具有相应调节作用的音乐。

（2）压力水平。

了解客户的压力来源和压力水平，可以为选择具有放松和缓解压力作用的音乐提供依据。

（3）自我认知。

客户的自我认知对于音乐疗愈的成功至关重要。通过评估客户的自我认知，治疗师可以更好地理解客户的需求和期望，从而制订更加贴切的音乐疗愈方案。

3. 制订个性化的音乐疗愈方案

在深入了解客户需求和评估其心理状况后，治疗师可以开始制订个性化的音乐疗愈方案。

（1）音乐的选择。

根据客户的需求和心理状况，治疗师选择具有相应作用的音乐曲目。例如，对于焦虑的客户，可以选择一些轻柔、舒缓的音乐；对于抑郁的客户，可以选择一些激昂、振奋的音乐。

（2）音乐的播放方式。

除了选择适合的音乐曲目外，音乐的播放方式也是非常重要的。治疗师可以采用主动聆听、音乐引导想象、音乐创作等多种方式，帮助客户更好地感受和理解音乐，从而达到治疗效果。

（3）音乐活动的安排。

音乐活动是个性化音乐疗愈方案的重要组成部分。治疗师可以通过举办合唱、合奏、音乐游戏等活动，促进客户的社交互动并提升自我表达能力。这些活动不仅可以提高客户的治疗积极性，还有助于培养他们的音乐兴趣和才能。

4.持续跟踪和调整方案

个性化的音乐疗愈方案不是一成不变的，需要根据客户的反馈和治疗效果进行持续跟踪与调整。

（1）客户的反馈。

在治疗过程中，治疗师要与客户及时沟通，了解其心理变化和需求变化。客户的反馈是调整方案的重要依据。例如，如果客户表示对某种音乐类型不感兴趣或感觉不适，治疗师就需要考虑调整音乐曲目或播放方式。

（2）治疗效果的评估。

治疗师还需要对治疗效果进行定期的评估和总结。这可以通过观察客户的情绪状态、行为表现等方式进行。如果治疗效果不明显或出现负面反应，治疗师就需要及时调整方案或寻求其他治疗方法。

（3）方案的优化。

根据客户的反馈和治疗效果的评估结果，治疗师可以对方案进行相应的优化。例如，可以增加或减少某种音乐类型的播放时间、调整音乐活动的安排等。优化的目的是使方案更加符合客户的需求和心理状况，从而提高治疗效果。

（二）分析个性化定制服务的价值和实施难点

个性化定制服务在音乐疗愈中具有重要的价值，但也面临着一些实施难点。

个性化定制服务的价值具体体现在以下三个方面。

（1）提高治疗效果。个性化的音乐疗愈方案能够针对客户的具体需求和心理状况进行精准治疗，从而提高治疗效果。通过选择合适的音乐曲目和播放方式以及设计有针对性的音乐活动，可以更好地帮助客户缓解压力、调节情绪、提升自我认知。

（2）增强客户体验。个性化定制服务能够充分考虑客户的个人喜好和需求，为其提供舒适、愉悦的治疗体验。这种以客户为中心的服务理念有助于提升客户对音乐疗愈的信任和满意度，从而推动音乐疗愈在社会中的普及和发展。

（3）提升服务质量。个性化定制服务要求治疗师具备专业的知识和技能，能够针对客户的具体情况进行精准的诊断和治疗。这有助于提升音乐疗愈服务的质量和水平，为客户提供更加优质、高效的服务体验。

个性化定制服务的实施难点具体体现在以下三个方面。

（1）客户需求多样性。不同客户对音乐疗愈的需求和期望各不相同，这给个性化定制服务带来了挑战。治疗师需要充分了解每个客户的具体情况，为其制订独一无二的治疗方案，这需要耗费大量的时间和精力。

（2）治疗师资源有限。个性化定制服务要求治疗师具备专业的知识和技能，但目前具备这些条件的治疗师资源相对有限。这可能导致一些地区或人群无法获得及时、有效的个性化音乐疗愈服务。

（3）技术支持不足。个性化定制服务需要借助互联网技术和相关工具实施，但目前这些技术和工具在音乐疗愈领域的应用还不够成熟和完善。这可能导致治疗过程的不稳定性和不确定性，影响治疗效果和客户体验。

为了克服这些实施难点，治疗师可以采取以下措施：一是加强客户需求调研和分析工作，深入了解不同客户的需求和期望。二是加大对新治疗师的培养和培训力度，提高其专业素养和技术能力。三是加强与科技企业的合作和交流，推动互联网技术和相关工具在音乐疗愈领域的应用与发展。同时，可以积极探索线上与线下相结合的服务模式，以充分发挥各自的优势并弥补彼此的不足。

四、其他创新服务模式探索

（一）虚拟现实、增强现实等技术在音乐疗愈中的潜在应用

随着科技的飞速发展，虚拟现实（Virtual Reality，VR）和增强现实（Augmented Reality，AR）等技术逐渐渗透到各个领域，为音乐疗愈带来了新的潜在应用价值。这些技术能够为治疗师提供更加丰富、沉浸式的治疗环境，为患者带来更加个性化、创新的治疗体验。

1.虚拟现实在音乐疗愈中的应用

虚拟现实技术通过模拟真实或想象的环境，使用户沉浸其中，获得身临其境的体验感。在音乐疗愈中，VR技术的应用为患者提供了全新的治疗体验。

（1）创造放松愉悦的治疗环境。

VR技术可以创建出各种虚拟场景，如大自然的风光、宁静的海滩、梦幻的星空等。这些场景具有舒缓、愉悦的氛围，能够帮助患者放松心情、减轻压力。治疗师可以根据患者的需求和情绪状态选择合适的虚拟场景，并配以相应的音乐曲目，为患者提供个性化的音乐疗愈体验。

（2）模拟音乐表演场景。

VR技术还可以模拟出各种音乐表演场景，如虚拟的音乐会、音乐厅等。通过VR设备，患者得以身临其境地参与音乐表演，感受音乐的魅力和力量。这种沉浸式的体验有助于促进患者对音乐的感知和理解，提高其音乐素养和审美能力。

（3）促进社交互动和表达。

VR技术还可以为患者提供虚拟的社交环境，让他们在其中与他人进行交流和互动。通过参与虚拟的音乐活动、音乐会等，患者可以结识新朋友、分享音乐体验，提高社交能力和表达能力。

2.增强现实在音乐疗愈中的应用

增强现实技术通过将虚拟信息叠加到真实世界中，增强用户对现实世界

的感知和互动。在音乐疗愈中，AR 技术的应用为患者带来了更加直观、有趣的治疗体验。

（1）提供直观的音乐体验。

AR 技术可以在真实环境中添加虚拟的乐器、音符等元素，让患者与之互动。通过这种方式，患者可以直观地感受到音乐的魅力，增强对音乐的理解和感知。治疗师可以利用 AR 技术设计各种音乐游戏和活动，让患者在轻松愉快的氛围中接受治疗。

（2）激发创造力和想象力。

AR 技术可以为患者提供创作音乐的平台。通过添加虚拟的乐器和音乐软件，患者可以在真实环境中进行音乐创作和表达。这种创作过程有助于激发患者的创造力和想象力，培养其艺术天赋和审美能力。同时，通过创作和表达音乐，患者可以宣泄情绪、释放压力，达到心理治疗的效果。

（3）辅助音乐教育和治疗。

AR 技术还可以作为音乐教育和治疗的辅助工具。通过添加虚拟的乐谱、教学提示等信息，AR 技术帮助患者更好地学习和掌握音乐知识与技能。这种寓教于乐的方式有助于提高患者的学习兴趣和积极性，促使其全面发展。同时，AR 技术可以为治疗师提供患者学习进度和反馈的实时信息，帮助他们更好地调整治疗方案和策略。

（二）与其他领域的跨界合作

音乐疗愈作为一种独特的非药物治疗手段，在与其他领域的跨界合作中具有广阔的应用前景。通过与艺术治疗、运动康复等领域的结合，可以创造出更加丰富、多元的治疗方法和手段，为患者提供更加全面、个性化的治疗服务。

1. 与艺术治疗的跨界合作

艺术治疗是一种以艺术创作和艺术表达为主要手段的心理治疗方法。当音乐疗愈与艺术治疗相结合时，二者可以相互补充，发挥出更大的治疗作用。

（1）综合表达内心世界。

艺术治疗通过绘画、雕塑等艺术形式，让患者能够更直观地表达自己的情感，而音乐疗愈则通过音乐曲目和旋律，为患者提供情感宣泄和情绪调节的途径。当两者结合时，患者可以通过艺术治疗和音乐疗愈综合展现自己的内心世界，从而更深入地挖掘潜在的心理问题和根源。

（2）营造治疗氛围和引导情绪。

艺术治疗中的绘画、雕塑等艺术形式可以为患者创造一个宁静、放松的治疗环境，而音乐疗愈中的音乐曲目和旋律则可以进一步营造氛围和引导情绪。通过艺术治疗和音乐疗愈的结合，可以为患者营造一个更加舒适、温馨的治疗氛围，使其更容易进入放松状态。

（3）提升治疗体验和效果。

跨界合作可以带来更加丰富多彩的治疗体验。患者可以通过音乐和艺术来表达自己，这种表达不仅可以帮助他们宣泄情绪、缓解压力，还能提高他们的自尊和自信。同时，多种治疗方法的结合可以从多个角度对患者的问题进行干预，从而提升治疗效果。

2. 与运动康复的跨界合作

运动康复是一种以运动为主要手段来促进身体功能和心理健康的康复方法。当音乐疗愈与运动康复相结合时，可以为患者提供更加有趣、有效的康复手段。

（1）音乐节奏引导运动。

音乐疗愈可以通过音乐曲目和节奏来引导患者运动。患者可以在音乐的伴奏下进行各种运动，如舞蹈、瑜伽等。这种音乐与运动的结合不仅可以提升患者的积极性和参与度，还能提高他们的身体协调性和灵活性。

（2）促进身心健康。

音乐疗愈与运动康复的结合有助于患者的身心健康。音乐可以刺激患者的听觉和情绪，而运动则可以锻炼他们的身体。二者相结合，既可以达到身心放松的效果，又可以提升患者的免疫力。

（3）提高康复效果。

音乐疗愈与运动康复的跨界合作可以提高康复效果。音乐疗愈可以帮助患者调整心态、缓解压力，而运动康复则可以促进患者的身体功能恢复。二者相结合，可以从心理和生理两个层面促进患者的康复，从而达到更好的治疗效果。

第三节　机构间的合作与资源共享

一、机构间合作的意义与形式

（一）音乐疗愈机构间合作的重要性

随着音乐疗愈在全球的不断发展，越来越多的音乐疗愈机构涌现出来。这些机构间的合作在提升服务质量、扩大影响力等方面都具有重要的意义。

1.提升服务质量

音乐疗愈机构间的合作有助于提升服务质量，主要体现在以下几个方面。

（1）资源共享。不同的音乐疗愈机构拥有各自独特的资源，包括音乐库、治疗师团队、治疗设备等。通过合作，机构之间可以实现资源共享，使得各自的服务能够更加多元化。

（2）经验交流。音乐疗愈机构间的合作提供了经验交流的机会。机构之间可以定期举办研讨会、工作坊等活动，分享各自在治疗实践、项目管理等方面的经验和教训，从而相互学习、共同进步。

（3）标准化建设。通过合作，音乐疗愈机构可以共同推动行业标准化建设，制定统一的服务标准、评估指标等，使得音乐疗愈服务更加规范、专业。

2.扩大影响力

音乐疗愈机构间的合作有助于扩大影响力，提升大众对音乐疗愈的认知度和接受度。具体表现在以下几个方面。

（1）联合宣传。通过合作，音乐疗愈机构可以联合开展宣传活动，如举办公开讲座、发布联合声明等，共同推广音乐疗愈的理念。

（2）拓展服务范围。合作使得音乐疗愈机构的服务范围得到拓展，覆盖更广泛的人群和地区。例如，机构之间可以合作开展线上服务，打破地域限制，为更多人提供音乐疗愈服务。

（3）增强行业话语权。通过合作，音乐疗愈机构可以共同发声，提高在行业内外的话语权，推动音乐疗愈在更多领域的应用和发展。

（二）机构间合作的形式

音乐疗愈，作为一种跨学科的治疗方法，近年来在全球范围内得到了广泛的关注和应用。随着这一领域的不断发展，音乐疗愈机构间的合作也变得越发重要。合作不仅可以促进资源共享和优势互补，还能推动音乐疗愈理论和实践的创新发展。以下将详细探讨音乐疗愈机构间合作的四种常见形式及其在实践中的意义。

1. 学术交流

学术交流是音乐疗愈机构间合作的基础和核心。通过定期举办学术会议、研讨会等活动，机构之间搭建了一个开放、互动的交流平台。在这个平台上，国内外的专家学者、治疗师等可以分享最新的研究成果、治疗经验、案例分析等，从而促进彼此之间的互相了解。

学术交流的实践意义在于推动音乐疗愈理论和实践的创新发展。通过交流，机构可以了解到不同国家和地区在音乐疗愈方面的先进理念和实践经验，从而为自己的研究和治疗工作提供新的思路和启示。同时，学术交流有助于培养音乐疗愈领域的专业人才，提高整个行业的专业水平和服务质量。

此外，学术交流还能增进机构之间的友好关系。通过面对面的交流和互动，机构之间建立起深厚的友谊，为未来的合作奠定坚实的基础。

2. 项目合作

项目合作是音乐疗愈机构间合作的另一种重要形式。与学术交流相比，项目合作更加具体和实用。机构之间可以针对某个具体的项目或课题开展合作，共同研究、开发和实践。这些项目涉及音乐疗愈在特定人群中的应用、音乐疗愈与其他治疗方法的结合、音乐疗愈的效果评估等方面。

项目合作的实践意义在于实现资源共享、优势互补及提高研究效率和质量。通过合作，机构之间可以充分利用各自的专业优势、技术资源和储备人才，共同攻克音乐疗愈领域的难题。同时，项目合作能促进机构之间的紧密合作和团队协作，培养出一支高素质、专业化的音乐疗愈团队。

此外，项目合作还能为机构带来经济效益和社会效益。通过合作开发和实践项目，机构可以获得更多的研究经费和项目支持，从而推动自身的可持续发展。同时，项目合作能为社会带来更多的健康福祉和服务价值，提升音乐疗愈在整个医疗保健体系中的地位和影响力。

3. 培训与教育合作

培训与教育合作是音乐疗愈机构间合作的又一重要领域。随着音乐疗愈领域的不断发展，对专业人才的需求日益增加。为了满足这一需求，机构之间可以共同开展培训课程、教育项目等，提升治疗师的专业素养和技能水平。

培训与教育合作的实践意义在于推动音乐疗愈专业人才的培养和发展。通过合作开设认证课程、继续教育课程等，机构为治疗师提供了系统、专业的培训和学习机会。这些课程涵盖音乐疗愈的基础理论、临床实践、技能操作等方面，旨在帮助治疗师全面提升自己的专业素养和实践能力。

同时，培训与教育合作能促进机构之间的学术交流和知识共享。通过共同开展教育项目，机构之间可以相互学习、相互借鉴，从而推动音乐疗愈教育的创新和发展。此外，培训与教育合作还能为机构带来更多的社会声誉和影响力，吸引更多的优秀人才加入音乐疗愈领域。

4. 市场营销合作

市场营销合作是音乐疗愈机构间合作的一种实践形式。在市场竞争日益激烈的今天，机构之间需要共同开展市场营销活动，提高各自的市场知名度和影响力。这些活动包括联合推广、品牌合作、线上线下宣传等。

市场营销合作的实践意义在于扩大机构的服务范围和影响力。通过合作开展市场营销活动，机构可以将自己的服务和产品推广给更多的潜在客户与合作伙伴，从而拓展自己的市场份额和业务范围。同时，市场营销合作提升了机构的知名度，提升了机构在市场上的竞争力和话语权。

此外，市场营销合作还能为机构带来更多的经济效益和发展机遇。通过合作推广和宣传，机构吸引了更多的客户和投资者关注并支持自己的发展事业，从而为自身的可持续发展注入新的动力和活力。

二、资源共享的实践与探索

（一）音乐疗愈机构在资源共享方面的实践案例

随着音乐疗愈行业的不断发展，越来越多的音乐疗愈机构开始意识到资源共享的重要性，并积极参与资源共享的实践。这些实践案例不仅丰富了音乐疗愈的治疗手段和方法，也提升了整个行业的服务水平和影响力。

1. 共享专家资源

在音乐疗愈领域，专家资源无疑是行业的瑰宝。他们凭借深厚的理论知识和丰富的实践经验，为患者提供了更为精准、个性化的治疗服务。然而，受限于地域、机构规模等因素，专家资源往往无法得到充分利用，这无疑是一种巨大的浪费。为了打破这一僵局，一些音乐疗愈机构开始尝试共享专家资源，让专家的智慧和经验得以更广泛的传播和应用。

例如，某知名音乐疗愈机构与当地的大学共同创建了音乐疗愈研究中心。这一中心会聚了众多音乐疗愈领域的专家学者，他们在这里共同开展研究、举办学术讲座、指导临床治疗等。这种合作模式不仅使得该机构借助大学的学术资源和研究平台，提升自身的科研能力和治疗水平，也为大学的学生和研究者提供了宝贵的实践机会与学习资源。

通过共享专家资源，音乐疗愈机构不仅能够为本地的患者提供更加专业、全面的治疗服务，还能够吸引更多的人才和资源加入音乐疗愈的研究与实践中来。这种正向的循环效应，无疑将推动音乐疗愈行业的持续发展和繁荣。

2. 共享治疗技术

治疗技术是音乐疗愈的核心竞争力所在。不同的音乐疗愈机构往往拥有各自独特的治疗技术和方法，这些技术和方法在实践中已经得到了验证与认可。然而，由于信息不对等、同行竞争等，这些先进的治疗技术和方法往往难以得到广泛的推广与应用。为了打破这种局面，一些音乐疗愈机构开始尝试共享治疗技术，让更多的患者和同行能够受益。

以某音乐疗愈机构开发的基于虚拟现实技术的音乐治疗方法为例，该方法通过模拟不同的场景和音乐元素，帮助患者缓解焦虑、抑郁等情绪问题。为了推广这种方法，该机构积极与其他音乐疗愈机构建立合作关系，共同举办线上研讨会、培训班等活动。在这些活动中，该机构的专家详细介绍了这种方法的原理、操作流程和治疗效果，并与其他机构的专家进行了深入的交流和讨论。通过这种共享方式，基于虚拟现实技术的音乐治疗方法得到了更多人的了解和认可，也为其他机构提供了新的治疗思路和方法。

共享治疗技术的实践意义在于促进了音乐疗愈行业的创新和进步。通过共享和交流，各机构相互学习、相互借鉴，从而不断完善和提升自己的治疗技术与方法。这种良性的竞争和合作关系将推动整个行业向更高水平发展。

（二）资源共享对于提升音乐疗愈行业整体水平的作用

随着社会的进步和科技的发展，音乐疗愈作为一种独特的治疗手段，逐渐受到广泛的关注和认可。资源共享，作为推动行业发展的重要途径，对音乐疗愈行业整体水平的提升起到了至关重要的作用。以下将详细阐述资源共享在音乐疗愈行业中发挥的四个主要作用：

1. 丰富治疗手段和方法

资源共享为音乐疗愈行业提供了丰富的治疗手段和方法。不同的音乐疗愈机构拥有各自独特的治疗理念和技术，通过资源共享，这些宝贵的经验和知识得以在更广泛的范围内传播与应用。机构之间可以相互借鉴和学习，从而打破传统治疗模式的束缚，制订出更加多元化、个性化的治疗方案。

这种交流和融合不仅有助于提升治疗效果，还能更好地满足患者的不同需求。例如，某些机构擅长利用古典音乐进行情绪调节，而其他机构则在流行音乐或民族音乐方面有独到的见解。通过资源共享，这些不同的音乐类型和治疗方法可以相互融合，形成更加全面、多元的治疗体系。

2. 提高服务质量和效率

资源共享对于提高音乐疗愈机构的服务质量和效率具有显著的影响。通过共享专家资源、治疗技术等，机构可以更加合理地配置和利用有限的资源。这不仅能够缩短治疗周期、提高治愈率，还能有效降低治疗成本，为患者带来更加优质、高效的治疗体验。

例如，在某些情况下，患者需要长途跋涉才能得到专业的音乐疗愈治疗。通过资源共享，机构之间可以开展远程合作，利用互联网等技术手段为患者提供更加便捷、高效的服务。这不仅减轻了患者的负担，还提高了整个行业的服务效率。

3. 推动行业标准化建设

资源共享在音乐疗愈行业的标准化建设中发挥着关键的作用。通过共享经验和知识，机构可以共同制定统一的服务标准、评估指标等，使音乐疗愈服务更加规范、专业。这有助于提升整个行业的形象和声誉，以及大众对音乐疗愈的信任度与接受度。

标准化建设不仅有助于规范行业行为，还能促进机构之间的公平竞争和合作。在统一的标准下，机构可以更加客观地评估自己的服务质量和水平，从而找到提升的空间和方向。同时，标准化建设为行业监管和评估提供了有力的依据及手段。

4. 促进人才培养和发展

资源共享为音乐疗愈行业的人才培养和发展提供了更加广阔的平台与机会。通过共享教育资源、培训课程等，更多的人可以了解和学习音乐疗愈的知识与技能，加入音乐疗愈的实践。这不仅扩大了人才储备，提高了人才素质，还为行业的可持续发展注入了新的活力和动力。

例如，一些知名的音乐疗愈机构可能拥有丰富的教育资源和师资力量，通过资源共享，这些机构可以为其他机构或个人提供培训和教育支持。这不仅有助于提升整个行业的人才水平，还能促进机构之间的紧密合作和共同发展。同时，资源共享为国际的交流与合作提供了便利条件，使得音乐疗愈行业可以更加开放地吸收和借鉴国际先进经验和技术成果。

三、合作与共享的挑战与对策

（一）机构间在合作与资源共享过程中可能面临的挑战

机构间在合作与资源共享过程中，尽管其对于提升音乐疗愈行业整体水平具有显著的作用和意义，但仍面临一系列挑战。这些挑战主要来自利益分配、知识产权保护等方面，对合作与共享的顺利进行造成了一定阻碍。

1. 利益分配问题

机构间合作与资源共享涉及多方利益主体，如何合理地进行利益分配是确保合作稳定、持久的关键。不同机构在资源投入、贡献程度、品牌影响力等方面存在差异，因此，在合作过程中难免会出现利益诉求不一致的情况。如果缺乏完善的利益分配机制或分配方案不合理，很容易引发合作方之间的矛盾和冲突。

为应对这一挑战，合作方需要建立公平、透明、合理的利益分配机制。首先，要明确各方的投入和贡献，包括资金、技术、人力等资源以及品牌、市场等无形资产。其次，要根据各方的投入和贡献制订合理的利益分配方案，确保各方能够获得与其投入和贡献相匹配的回报。最后，要加强沟通和协商，及时解决合作过程中出现的利益分配问题，维护合作的稳定性和持久性。

2. 知识产权保护问题

知识产权保护是机构间合作与资源共享过程中不可忽视的重要问题。音乐疗愈机构在合作过程中可能会涉及独特的治疗技术、方法、音乐作品等知识产权的共享和使用。如果知识产权保护不力或处理不当，很容易引发知识产权纠纷和侵权行为，损害合作方的利益和声誉。

为应对这一挑战，合作方需要采取一系列措施加强知识产权保护。首先，要明确合作过程中涉及的知识产权范围和保护要求，包括专利、商标、著作权等。其次，要建立完善的知识产权管理制度和保密协议，确保合作过程中的知识产权得到妥善保护。同时，要加强知识产权的监管和维权工作，及时发现和处理侵权行为。最后，要加强知识产权意识的培养，提高合作方对知识产权保护的认识和重视程度。

除了上述两个主要挑战外，机构间合作与资源共享还会面临其他一些问题，如合作方的信任问题、沟通协调问题、文化差异问题等。这些问题虽然看似琐碎，但也会对合作的顺利进行产生一定的影响。例如，信任问题会导致合作方之间的猜疑和隔阂；沟通协调问题会导致信息传递不畅和误解；文化差异问题会导致合作方之间的沟通不畅和理解障碍。

为应对这些问题，合作方需要建立有效的沟通机制和信任机制。首先，通过定期交流、互访等方式增进彼此的了解和信任。其次，要建立完善的沟通协调机制，确保信息传递畅通无阻，及时解决合作过程中出现的问题。最后，要尊重和理解彼此之间的文化差异，以开放、包容的心态进行跨文化交流和合作。

（二）促进机构间合作与资源共享的建议

机构间合作与资源共享是推动音乐疗愈行业及其他领域持续发展的重要途径。然而，在实际操作过程中，合作与共享往往面临多种挑战，如利益分配、知识产权保护及文化差异等。为了克服这些障碍，确保合作与共享的顺利进行，将从以下四个方面提出具体建议。

1. 建立合作机制

合作机制是促进机构间合作与资源共享的基石。一个健全的合作机制能够确保各方在合作过程中有明确的目标、原则、组织架构、运作流程和沟通协调方式。

明确合作目标和原则至关重要。合作各方应共同商讨并确立清晰、具体的合作目标以及基于共同价值观的行动准则。这将有助于统一思想，形成合力，共同推动合作项目的实施。

建立稳定的组织架构和运作流程是保障合作有序进行的关键。合作各方应明确各自的职责和任务分工，设立专门的协调机构或指定专人负责日常的沟通和协调工作。同时，制订详细的工作计划和时间表，确保合作项目能够按照既定的进度和质量要求顺利推进。

建立有效的沟通协调机制是保证合作稳定性和持久性的重要手段。合作各方应保持定期沟通，及时交流项目进展情况、遇到的问题以及需要协调的事项。对于重大问题和决策，应召开专门会议进行深入讨论和协商，确保各方的意见和诉求得到充分表达和尊重。

2. 完善法律法规

法律法规是保障机构间合作与资源共享顺利进行的重要保障。针对合作过程中可能出现的利益分配、知识产权保护等问题，应制定并完善相关的法律法规和政策措施。

一方面，加强对知识产权的保护和管理至关重要。合作各方应明确知识产权的归属和权益分配原则，制定详细的知识产权保护协议和侵权处理机制。同时，加大对侵权行为的打击力度，提高违法成本，形成有效的威慑力。

另一方面，加强对合作行为的规范和监管也是必不可少的。应制定合作行为规范准则，明确合作各方的权利和义务，防止合作过程中出现不正当竞争、欺诈等违法行为。同时，建立合作行为监管机制，对合作项目进行定期评估和审计，确保合作行为的合规性和有效性。

3. 加强信任建设

信任是机构间合作与资源共享的基石。为了加强信任建设，合作各方应采取多种措施来增进彼此之间的信任。

加强对合作方的了解和评估工作是建立信任的基础。合作各方应对潜在的合作伙伴进行深入的调查和研究，了解其在信誉、实力、经验等方面的情况。同时，建立合作方信息库和信用评价体系，对合作方的信用状况进行动态跟踪和评估。

建立完善的信用评价机制和奖惩机制是维护信任的重要手段。对于守信的合作方，应给予奖励和支持，如提供优先合作机会、优惠政策等；对于失信的合作方，应进行惩戒和限制，如列入黑名单、取消合作资格等。这将有助于形成"守信受益、失信受惩"的良好氛围。

加强合作过程中的信息公开和透明度工作也是提升信任的重要途径。合作各方应及时公开合作项目的进展情况、存在的问题以及解决方案等信息，确保各方能够及时了解合作动态和实际情况。这将有助于消除误解和猜疑，增进彼此之间的信任感。

4. 推动文化融合

文化融合是推动机构间合作与资源共享的重要因素之一。不同机构之间存在文化差异和理念冲突等问题，需要通过文化融合来加以解决。

为了推动文化融合工作，合作各方应积极举办文化交流活动，如定期举办文化研讨会、互访活动等，促进各方之间的相互了解和认同。同时，建立共同的文化理念体系至关重要。合作各方应共同探讨并确立基于共同价值观的文化理念体系，作为合作与共享的指导思想。这将有助于统一思想、凝聚共识、形成合力。

此外，推动人员互访也是促进文化融合的有效途径之一。通过互派人员进行交流学习、工作体验等方式，可以增进彼此之间的友谊，为合作与共享营造更加良好的文化氛围。

第六章　大众对音乐疗愈的认知与参与

第一节　提高大众对音乐疗愈的认知度与接受度

一、当前大众对音乐疗愈的认知现状

（一）大众对音乐疗愈的了解程度和态度

音乐疗愈作为一种独特的疗愈方法，逐渐进入大众视野。然而，大众对音乐疗愈的了解程度和态度呈现出多元化的特点。

1.了解程度

总体来看，大众对音乐疗愈的了解程度仍然有限。虽然越来越多的人开始关注身心健康，但音乐疗愈作为一种相对新兴的领域，其普及程度还有待提高。一部分人群可能对音乐疗愈有所耳闻，但对其具体原理、应用场景和效果等缺乏深入了解。另一部分人群则可能完全不了解音乐疗愈，甚至对其持怀疑态度。

造成这种现象的原因有多方面，包括音乐疗愈领域的宣传推广不足、大众获取相关信息的渠道有限等。此外，音乐疗愈在不同地区和文化背景下的认知度也存在差异，这进一步影响了其在社会大众中的普及程度。

2.态度

大众对音乐疗愈的态度呈现出积极与消极并存的特点。

一方面，随着生活节奏的加快和社会压力与日俱增，越来越多的人开始寻求身心放松和疗愈的方法。音乐作为一种普遍受欢迎的艺术形式，自然成为许多人关注的焦点。因此，一部分人群对音乐疗愈持积极态度，认为其有助于缓解压力、调节情绪、提升生活质量等。

另一方面，由于音乐疗愈领域的专业性和复杂性，以及大众对其了解程度的有限性，一部分人群对音乐疗愈持消极态度。他们认为音乐疗愈只是一种心理安慰或娱乐方式，缺乏科学依据和实际效果。此外，一些人对音乐疗愈的应用场景和适用范围存在误解，认为其只适用于特定人群或特定情境，从而限制了其在更广泛领域的应用和推广。

（二）影响认知度与接受度的主要因素

影响社会大众对音乐疗愈认知度与接受度的因素是多方面的，主要包括以下几个方面：

1. 文化背景

不同文化背景下，人们对音乐的认知和审美习惯存在差异。这导致在音乐疗愈领域，不同文化背景下的人群对其接受程度和态度有所不同。例如，在一些重视艺术和文化的国家或地区，音乐疗愈更容易被接受和推广；而在一些传统观念根深蒂固的地区，则需要更多的时间和努力来普及音乐疗愈的理念和实践。

2. 教育水平

教育水平是影响大众对音乐疗愈认知度的重要因素之一。一般来说，受过良好教育的人群更容易理解和接受新兴事物与理念。因此，在音乐疗愈领域，受过较高教育水平的人群更容易对其产生兴趣和认同感。相反，教育水平较低的人群由于知识储备和认知能力有限，对音乐疗愈的了解程度和接受度相对较低。

3. 宣传推广

宣传推广是影响大众对音乐疗愈认知度和接受度的关键因素之一。目前，音乐疗愈领域的宣传推广仍然相对不足，导致许多人对其了解有限甚至完全不了解。因此，加强音乐疗愈领域的宣传推广力度，提高大众对其的认知度和了解程度，是促进其普及和发展的重要途径之一。

4. 科学依据与实证研究

科学依据与实证研究是影响大众对音乐疗愈接受度的另一个重要因素。

虽然音乐疗愈在实践中已经取得了一定的成果，但仍然需要更多的科学研究和实证数据来支持其有效性和可靠性。只有具备充分的科学依据和实证研究支持，才能消除大众的疑虑和误解，提高其对音乐疗愈的信任度和接受度。

二、提升认知度与接受度的策略

（一）加强音乐疗愈的科学研究和证据支持

音乐疗愈作为一种非传统的疗愈方式，在得到广泛认可和应用之前，需要强有力的科学研究和证据支持。这不仅能够证明音乐疗愈的有效性，还能够为其在医疗、心理、教育等领域的应用提供坚实的理论基础。

1. 深化基础理论研究

音乐疗愈的科学研究需要从基础理论入手，深入探索音乐与人体生理、心理反应之间的关系。这要求我们不仅对音乐的节奏、旋律、和声等要素进行细致的分析，还要研究它们如何影响人的情绪、认知和行为。

（1）音乐与生理反应。

研究表明，音乐能够影响人的心率、血压、呼吸等生理指标。某些类型的音乐能够使人放松，降低心率和血压，而另一些类型的音乐则能激发人的活力，提高注意力和专注力。因此，深化对音乐与生理反应关系的研究，有助于我们更好地理解音乐疗愈的作用机制。

（2）音乐与心理反应。

音乐对心理的影响同样不容忽视。不同的音乐类型和风格能够引发不同的情感体验，如悲伤、欢乐、紧张、放松等。通过研究音乐如何影响人的心理状态，我们可以为音乐疗愈提供更为精准的理论指导。

2. 开展实证研究

理论研究是基础，但实证研究才是验证音乐疗愈效果的关键。通过严谨的实验设计和数据收集，我们能够更加客观地评估音乐疗愈在不同人群、不同情境下的实际效果。

（1）实验设计与数据收集。

实证研究需要精心设计实验方案，包括实验对象的选择、音乐类型与强度的控制、实验过程的监测等。此外，还需要收集大量的实验数据，包括生理指标、心理评估、行为观察等，以确保研究结果的准确性和可靠性。

（2）数据分析与结果解读。

在收集到足够的数据后，还需要运用统计学等方法进行分析处理，以揭示音乐疗愈的实际效果。通过对数据的深入分析和解读，我们可以得出音乐疗愈在不同情境下的作用效果，为实际应用提供科学依据。

3.加强跨学科合作

音乐疗愈涉及音乐学、心理学、医学等多个学科领域。加强跨学科合作，整合不同领域的专业知识和技术，有助于推动音乐疗愈的科学研究向更深层次发展。

（1）医学合作。

与医学领域的合作可以探索音乐疗愈在疼痛管理、康复治疗等方面的应用。例如，通过临床试验验证音乐疗愈对慢性疼痛患者的缓解作用，或者研究音乐疗愈在手术康复过程中的促进作用等。

（2）心理学合作。

与心理学领域的合作可以研究音乐对心理健康的促进作用。例如，探索音乐疗愈在缓解焦虑、抑郁等心理疾病方面的效果，或者研究音乐如何提升个体的心理韧性和应对压力的能力等。

4.建立标准化的评估体系

为了客观地评估音乐疗愈的效果，需要建立标准化的评估体系。这包括制定统一的评估标准和方法，明确评估指标和权重，以及建立规范的评估流程和数据处理机制。

（1）评估标准与方法。

标准化的评估体系需要明确评估标准和方法，以确保不同研究之间的可比性和可靠性。例如，可以设计针对音乐疗愈效果的量表或问卷，以便系统地收集患者的反馈和评价。

（2）评估指标与权重。

评估指标和权重的设定对于评估结果的准确性至关重要。我们需要根据研究目的和实际情况选择合适的评估指标，并为其分配合理的权重。例如，在评估音乐疗愈对慢性疼痛患者的效果时，可以将疼痛程度、生活质量、心理状态等作为关键评估指标。

（3）评估流程与数据处理。

建立规范的评估流程和数据处理机制是确保评估结果有效性的关键。我们需要制定详细的评估流程，包括评估时间、地点、人员等，并确保数据收集、整理和分析的规范性与准确性。同时，需要运用统计学等方法对数据进行处理和分析，以得出科学可靠的结论。

（二）通过媒体和社交平台进行广泛宣传与教育

要提高大众对音乐疗愈的认知度和接受度，需要通过媒体和社交平台进行广泛宣传和教育。这些平台具有传播速度快、覆盖面广、互动性强等优势，是推广音乐疗愈理念的重要途径。

1.利用传统媒体进行宣传

尽管新媒体的崛起使得信息传播速度加快，但传统媒体如电视、广播、报纸等仍然拥有广泛的受众群体。这些媒体具有传播速度快、覆盖面广、影响力大等特点，是推广音乐疗愈的重要渠道。

（1）电视与广播。

电视台和广播电台可以开设专门的节目或栏目，邀请音乐疗愈领域的专家举办讲座或访谈，向观众介绍音乐疗愈的原理、应用场景和实际效果。通过生动的画面和声音吸引观众的注意力，提高他们对音乐疗愈的认知度。此外，还可以播放音乐疗愈的实际案例或展示音乐疗愈过程中的精彩瞬间，让观众更直观地感受音乐疗愈的魅力。

（2）报纸与杂志。

报纸和杂志作为传统的印刷媒体，仍然具有一定的读者群体。可以在这些媒体上刊登关于音乐疗愈的文章或报道，介绍音乐疗愈的最新研究成果、应用进展以及社会影响等。通过文字的描述和图片的展示，读者能够更深入地了解音乐疗愈的价值和意义。

2. 利用社交媒体进行推广

随着互联网的普及和发展，社交媒体已经成为人们获取信息的重要途径。利用社交媒体平台可以更有效地推广音乐疗愈，扩大其影响力。

（1）官方账号与合作账号。

在微信、微博等社交媒体平台上建立官方账号或合作账号，定期发布关于音乐疗愈的资讯、案例、研究成果等内容。通过精心策划和制作的内容，吸引用户的关注和参与，提高音乐疗愈的知名度和美誉度。此外，还可以与其他相关领域的账号进行合作，共同推广音乐疗愈的应用和发展。

（2）互动与分享。

利用社交媒体的互动功能，鼓励用户积极参与讨论、分享经验、提出问题等。通过与用户的互动，可以了解他们的需求和反馈，进一步优化推广策略。同时，利用社交媒体的分享功能，让更多的人了解和传播音乐疗愈的信息，形成口碑效应，进一步扩大音乐疗愈的影响力。

3. 制作宣传资料和教育视频

除了利用传统媒体和社交媒体进行推广外，制作宣传资料和教育视频也是推广音乐疗愈的重要手段。

（1）宣传资料的制作与分发。

可以制作一系列关于音乐疗愈的宣传资料，包括海报、传单、手册等。这些资料设计精美、内容简洁，能够迅速传达音乐疗愈的核心信息和价值。在公共场所如医院、学校、社区等地方进行张贴或分发，让更多的人了解音乐疗愈的存在和应用。此外，还可以与相关企业或机构合作，将宣传资料融入他们的产品或服务中，进一步扩大宣传范围。

（2）教育视频的制作与发布。

教育视频是一种生动直观的宣传方式，可以通过画面和声音的双重刺激，让观众更深入地了解音乐疗愈的原理和实践。可以制作一系列关于音乐疗愈的教育视频，包括原理介绍、应用场景展示、实际效果对比等。这些视频制作精良、内容翔实生动，能够吸引观众的注意力并引发他们的兴趣。在官方网站、社交媒体或视频平台上发布这些视频，供大众观看和学习。同时，可以与教育机构或在线学习平台合作，将教育视频纳入他们的课程体系中，让更多的人通过正规渠道了解和学习音乐疗愈。

（三）举办音乐疗愈相关的公益活动和体验课程

举办音乐疗愈相关的公益活动和体验课程是让大众直接参与和体验音乐疗愈的有效途径。通过亲身体验，大众可以更直观地感受音乐疗愈的魅力，从而提升对其的认知度和接受度。

1. 举办公益音乐会或音乐治疗工作坊

公益音乐会或音乐治疗工作坊是推广音乐疗愈的有效途径之一。通过定期或不定期地举办这些活动，我们可以邀请专业音乐人或音乐治疗师现场演奏或指导，让大众在欣赏音乐的同时，了解音乐疗愈的原理和实践。

（1）公益音乐会。

公益音乐会可以在公共场所、社区中心或文化场馆等地方举行。通过精心策划和组织，我们可以邀请知名音乐家或乐团进行表演，同时结合音乐疗愈的理念和实践，为观众带来一场独特的音乐盛宴。这样的活动不仅可以提高大众对音乐疗愈的认知度，还可以提升人们的艺术欣赏能力和审美水平。

（2）音乐治疗工作坊。

音乐治疗工作坊则更注重实践性和互动性。我们可以邀请音乐治疗师或专家进行现场指导和教学，让参与者亲身体验音乐疗愈的过程和效果。音乐治疗工作坊包括音乐欣赏、音乐创作、音乐治疗等内容，让参与者在亲身参与和实践中感受音乐的魅力及疗愈效果。

2. 开设音乐疗愈体验课程

为了让大众更深入地了解和体验音乐疗愈，我们可以开设音乐疗愈体验课程。这些课程包括音乐欣赏、音乐创作、音乐治疗等内容，通过亲身参与和实践，让大众感受音乐的魅力并切身体验到疗愈效果。

（1）音乐欣赏课程。

音乐欣赏课程是音乐疗愈体验课程的基础。它通过教授音乐的基本知识和技巧，引导大众欣赏不同类型的音乐作品，感受音乐带来的愉悦。音乐欣赏课程可以帮助大众提高对音乐的敏感度和鉴赏能力，为后续的音乐疗愈实践打下基础。

（2）音乐创作课程。

音乐创作课程可以激发大众的创造力和表达能力。它通过教授简单的音乐创作技巧，鼓励大众创作属于自己的音乐作品。这样的课程不仅可以让大众体验到音乐创作的乐趣和成就感，还可以通过音乐创作来表达和释放内心的情感及压力。

（3）音乐治疗课程。

音乐治疗课程是音乐疗愈体验课程的核心。它通过教授音乐治疗的原理和方法，引导大众如何利用音乐来缓解压力、调节情绪、保持身心健康。这样的课程可以帮助大众树立正确的音乐疗愈观念，提高自我疗愈的能力。

3. 与医疗机构、学校等合作开展音乐疗愈项目

为了拓展音乐疗愈的应用领域，我们可以与医疗机构、学校等合作开展音乐疗愈项目。通过与这些机构的合作，我们可以将音乐疗愈引入更多的应用场景中，为更多人带来实际的帮助和益处。

（1）与医疗机构合作。

与医疗机构合作可以将音乐疗愈应用于患者的康复和治疗过程中。例如，在康复科、精神科等科室设立音乐治疗室，为患者提供音乐放松和疼痛管理服务。通过与医疗机构的合作，我们可以为更多的患者提供个性化的音乐疗愈方案，帮助他们缓解病痛、提高康复效果。

（2）与学校合作。

与学校合作则可以将音乐疗愈引入学生的教育和成长过程中。例如，在学校开设音乐疗愈课程或举办音乐疗愈活动，帮助学生缓解学习压力、调节情绪状态、提高心理健康水平。通过与学校的合作，我们可以为更多的学生提供心理支持和帮助，促进他们的全面发展和健康成长。

三、评估与反馈机制

（一）建立评估机制，定期了解社会大众的认知变化

为了有效地推广音乐疗愈，并确保其与社会大众的需求和期望保持一致，必须建立一个评估机制，定期了解社会大众对音乐疗愈的认知变化。这种评估不仅有助于衡量宣传和教育活动的效果，还为策略调整和内容优化提供了依据。

1.设立评估目标和指标

在进行音乐疗愈推广效果评估前，需要明确评估的目标。这些目标应该与音乐疗愈推广的总体目标相一致。例如，提高大众对音乐疗愈的认知度、增强大众对音乐疗愈的信任感等。明确目标后，我们需要根据这些目标制定具体的评估指标。这些指标应具有可衡量性，能够准确地反映大众认知的变化。例如，我们可以将认知度的提升幅度、信任感的增强程度等作为评估指标。同时，这些指标应与音乐疗愈推广活动的具体内容相关联，以确保评估的针对性和有效性。

2.选择合适的评估工具和方法

为了收集大众对音乐疗愈的认知数据，我们需要选择合适的评估工具和方法，其中包括问卷调查、访谈、社交媒体分析等。每种方法都有其优缺点，因此在选择时应根据评估目标和资源情况进行权衡。问卷调查可以大规模地收集数据，便于统计分析，但可能缺乏深度；访谈可以提供更丰富的信息，深入了解大众的认知和态度，但耗时且成本较高；社交媒体分析可以实时获取大众对音乐疗愈的关注和讨论情况，但需要注意数据的真实性和代表性。在选择评估工具和方法时，还应考虑到目标受众的特点和偏好，以确保评估结果的准确性和可靠性。

3.定期实施评估并收集数据

评估应该定期进行，以确保数据的时效性和准确性。我们可以设定固定的评估周期，如每季度或每年进行一次。在评估过程中，需要认真收集和分析数据，确保数据的真实性和可靠性。同时，应注意保护大众的隐私和权益，

避免滥用或泄露个人信息。为了提高评估的效率和准确性，我们可以利用现代技术手段进行数据收集和处理，如在线调查平台、数据分析软件等。此外，定期实施评估还可以帮助我们及时发现和解决推广过程中存在的问题与不足，为后续的推广活动提供改进和优化方向。

4. 分析评估结果并识别变化趋势

收集到数据后，需要对其进行深入分析，以识别大众认知的变化趋势。这包括对比不同时间点的数据、分析不同人群的认知差异等。通过对比分析，我们可以深入了解大众对音乐疗愈的认知是否存在误解或偏见，以及这些误解或偏见是否随着时间的推移而发生变化。同时，我们可以评估不同推广活动的效果和影响力，以便优化未来的推广策略。在分析评估结果时，我们还应关注数据背后的原因和影响因素，以便更深入地理解大众对音乐疗愈的认知和态度。此外，我们还应将评估结果及时反馈给相关决策者和执行者，以便他们根据评估结果调整和优化音乐疗愈的推广策略与活动。

（二）根据反馈调整宣传策略和教育内容

了解社会大众对音乐疗愈的认知变化后，接下来的关键步骤是根据这些反馈调整宣传策略和教育内容。这不仅可以确保宣传和教育活动与大众的需求及期望保持一致，还能提高活动的有效性和影响力。

1. 针对大众需求调整宣传重点

音乐疗愈的推广首先需要深入了解大众的需求和兴趣点。通过评估机制收集到的反馈可以为我们提供宝贵的线索。宣传策略应根据这些需求进行调整，确保宣传内容能够引起大众的共鸣和关注。例如，如果大众更关注音乐疗愈在心理健康方面的应用，我们可以增加相关案例研究和科学解释的宣传力度。同时，我们可以利用社交媒体、线上论坛等渠道，与大众进行互动交流，了解他们的真实需求和期望，从而更加精准地调整宣传重点。

为了满足不同人群的需求，我们还可以针对不同年龄、性别、文化背景的群体制定差异化的宣传策略。例如，针对年轻人群体，我们可以采用更加时尚、活泼的宣传方式，如制作短视频、举办音乐疗愈派对等；而针对老年人群体，我们则需要注重音乐疗愈在身体健康和养老护理方面的应用，通过举办健康讲座、开设音乐疗愈课程等方式进行宣传。

2. 优化教育内容和形式以吸引更多参与者

除了调整宣传重点外，教育内容和形式的优化也是吸引更多参与者的关键。我们需要选择更贴近大众生活实际的案例作为教育内容，让大众能够更容易理解和接受音乐疗愈的理念和实践。同时，我们应采用更加易于理解和接受的语言表达方式，避免使用过于专业或晦涩的术语。

此外，创新教育形式也是吸引更多参与者的有效手段。传统的讲座和课程形式可能会让大众感到单调乏味，因此我们可以尝试采用更具有互动性和趣味性的形式，如互动式工作坊、在线研讨会等。这些形式可以让大众更加积极地参与音乐疗愈的学习和实践，从而提高他们的参与度和兴趣度。

3. 建立反馈循环机制以持续改进

为了确保宣传和教育活动的持续有效性，我们需要建立一个反馈循环机制。这意味着在每次活动结束后都要及时收集大众的反馈意见，了解他们对活动的满意度、对音乐疗愈的认知变化等。通过分析这些反馈意见，我们可以评估活动的效果和不足之处，从而为下一次活动提供改进的依据。

同时，我们应对每次活动的数据进行统计和分析，如参与人数、互动次数、分享量等，以评估活动的传播效果和影响力。这些数据可以为我们提供宝贵的参考信息，帮助我们更好地调整宣传策略和教育内容。

通过建立反馈循环机制，我们可以不断地对宣传和教育活动进行改进与优化，从而确保它们能够持续有效地吸引和满足大众的需求。这种持续改进的过程不仅可以提高大众对音乐疗愈的认知度和接受度，还可以为音乐疗愈领域的进一步发展提供源源不断的动力。

4. 与利益相关者合作以扩大影响力

在调整宣传策略和教育内容的过程中，我们还应积极与利益相关者合作。这些利益相关者包括医疗机构、教育机构、社区组织等。通过与他们建立合作关系，我们可以共同推广音乐疗愈的理念和实践，从而扩大其在社会大众中的影响力和知名度。

与医疗机构合作，我们可以将音乐疗愈引入医疗领域，为更多的患者提供个性化的治疗方案。与教育机构合作，我们可以将音乐疗愈纳入课程体系中，培养更多的专业人才。与社区组织合作，我们可以举办各种形式的音乐疗愈活动，让更多的人亲身体验到音乐疗愈的魅力。

通过与利益相关者的合作，我们不仅可以扩大音乐疗愈的影响力，还可以为音乐疗愈领域的进一步发展提供更多资源和支持。这种合作方式有助于形成多赢的局面，促进音乐疗愈在社会中的普及和应用。

第二节　推广音乐疗愈的理念和实践方式，促进大众参与

一、音乐疗愈理念的普及

（一）音乐疗愈的基本理念和原理

音乐疗愈作为一种古老而又现代的治疗手段，其基本理念是通过音乐的独特魅力和深层作用，达到疗愈身心、提升健康水平的目的。这一理念融合了音乐学、心理学、医学等多个学科的知识，形成了独具特色的音乐疗愈原理。

1. 音乐与情感的共鸣

音乐是一种情感的载体，能够直接触动人的内心。通过音乐的旋律、节奏、和声等要素，人们可以感受到喜悦、悲伤、宁静、兴奋等多种情绪。在音乐疗愈中，这种情感的共鸣被视为疗愈的起点。当音乐与个体的内在情感相契合时，可以引发深层的心理共鸣，从而释放压力、舒缓情绪。

2. 音乐对生理的影响

除了情感层面以外，音乐还可以对生理产生直接的影响。研究表明，音乐的节奏和旋律可以刺激人体的自主神经系统，调节心率、血压、呼吸等生

理指标。此外，音乐还可以激发大脑中的多巴胺等神经递质的释放，从而改善身心健康状态。

3. 音乐疗愈的个性化原理

每个人的音乐偏好和感受都是独特的。因此，音乐疗愈强调个性化的原则，即根据个体的音乐偏好和需求来选择合适的音乐类型与曲目。通过个性化的音乐体验，可以更好地触发个体的情感共鸣和生理反应，从而达到最佳的疗愈效果。

（二）音乐疗愈在身心健康维护中的重要作用

在现代社会中，人们面临着越来越多的压力和挑战，身心健康问题日益突出。音乐疗愈作为一种非药物治疗手段，在身心健康维护中发挥着越来越重要的作用。以下将从几个方面详细阐述音乐疗愈在身心健康维护中的重要作用。

1. 缓解压力和焦虑

压力和焦虑是现代人常见的心理问题。长期的压力和焦虑不仅会影响个体的心理健康，还可能导致身体疾病。音乐疗愈通过音乐的情感共鸣和放松作用，可以帮助个体缓解压力和焦虑，恢复内心的平静和安宁。无论是聆听舒缓的音乐，还是参与音乐创作和演奏，都可以有效地减轻心理压力，提升个体的心理健康水平。

2. 改善情绪和心境

音乐具有独特的情绪调节作用。通过聆听不同类型的音乐，人们可以感受到不同的情绪体验，从而调整自身的情绪和心境。对于抑郁、悲伤等负面情绪，音乐疗愈可以起到积极的调节作用，帮助个体走出阴霾，重拾生活的乐趣。

3. 促进身体康复和健康

除了对心理的影响外，音乐还可以对身体产生积极的影响。在医疗领域，音乐疗愈被广泛应用于疼痛管理、康复治疗等方面。通过聆听舒缓的音乐或参与音乐活动，患者可以缓解疼痛感、减轻肌肉紧张、提高睡眠质量等。此外，音乐还可以刺激人体的免疫系统，增强身体的抵抗力和自愈能力，从而促进身体的康复和健康。

4. 提升认知能力和创造力

音乐是一种富有创造性和想象力的艺术形式。通过参与音乐活动，人们可以锻炼自己的认知能力、注意力和记忆力等。同时，音乐可以激发人们的想象力和创造力，开拓思维空间，提升个体的创新能力和解决问题的能力。这些能力的提升不仅有助于个人的职业发展和社会适应能力的提高，还对个体的身心健康产生积极影响。

二、实践方式的推广与应用

（一）适合不同人群的音乐疗愈技巧

音乐疗愈作为一种跨学科的治疗方法，适用于各个年龄段和背景的人群。不同的人群在音乐需求和接受度上存在差异，因此，为不同人群量身定制音乐疗愈方法和技巧至关重要。

1. 儿童音乐疗愈

对于儿童，特别是那些有特殊需求的儿童（如孤独症、多动症等），音乐疗愈是一种非常有效的治疗手段。通过简单的打击乐器、歌曲和游戏，可以帮助他们提高注意力、社交能力和语言表达能力。

在使用技巧上，播放节奏明快、旋律简单的歌曲，引导儿童参与音乐活动，如拍手、跳舞等。同时，可以通过音乐游戏来提高他们的社交互动能力。

2. 青少年音乐疗愈

青少年时期是身心发展的关键阶段，他们面临着学业、人际关系等多方面的压力。音乐疗愈可以帮助他们缓解压力、提升自信心和创造力。

青少年通过创作歌曲来表达自己的情感和想法，或者参与乐队、合唱团等集体活动，以提升团队合作能力和社交技巧。

3. 成年人音乐疗愈

成年人往往面临着工作压力、家庭责任等多重挑战，音乐疗愈可以帮助他们减轻压力、提升工作效率和生活质量。

在使用技巧方面，对于成年人来说，更加深入的音乐体验可能更有效。例如，参与音乐工作坊学习某种乐器，或者进行音乐冥想等。此外，定制化的音乐播放列表也可以帮助他们在工作或休息时放松心情。

4. 老年人音乐疗愈

老年人可能面临着身体健康下降、认知能力减退等问题，音乐疗愈可以帮助他们改善情绪、提高记忆力和认知能力。

选择老年人熟悉和喜爱的歌曲，如老歌、民谣等，以激发他们的情感共鸣和回忆。同时，可以通过简单的音乐活动如拍手、唱歌等来锻炼他们的身体协调能力和记忆力。

（二）提供易于参与的音乐疗愈资源和平台

为了让更多人能够参与音乐疗愈，提供易于获取及使用的音乐疗愈资源和平台至关重要。

1. 在线音乐平台

许多在线音乐平台都提供了丰富的音乐资源，包括各种类型和风格的歌曲、专辑等。这些平台通常都有智能推荐功能，可以根据用户的喜好和需求推荐合适的音乐。

用户可以通过搜索关键词或浏览推荐列表来找到适合自己的音乐。同时，一些平台提供了定制化的音乐播放列表功能，用户可以根据自己的需求创建和分享播放列表。

2. 音乐疗愈应用程序

近年来，越来越多的音乐疗愈应用程序涌现出来，这些应用程序结合了音乐学、心理学和医学等领域的知识，为用户提供了专业的音乐疗愈体验。

用户可以通过下载和安装这些应用程序来享受音乐疗愈服务。这些应用程序通常提供各种音乐活动、课程和指导，帮助用户缓解压力、改善情绪和提升身心健康水平。

3. 社区音乐活动

除了在线资源外，社区音乐活动也是参与音乐疗愈的重要途径。许多社区都会定期举办各种音乐活动，如音乐会、音乐节、音乐工作坊等。

用户可以关注所在社区的公告或相关机构的官方网站来了解活动信息并参与其中。这些活动不仅提供了欣赏音乐的机会，还可以让用户亲身参与音乐创作和表演，获得更深层次的疗愈体验。

4. 专业音乐疗愈机构

对于需要更专业和个性化的音乐疗愈服务的人群来说，可以寻求专业音乐疗愈机构的帮助。这些机构通常由经验丰富的音乐治疗师组成团队，提供定制化的音乐疗愈方案和服务。

用户可以通过搜索引擎或相关机构的官方网站来了解这些机构的信息并进行咨询和预约。在机构中，用户可以接受专业的音乐评估和治疗建议，并在治疗师的指导下进行音乐活动，以达到最佳的疗愈效果。

三、大众参与的激励机制

（一）音乐疗愈相关的奖项和荣誉

为了推动音乐疗愈领域的发展，并表彰在此领域作出杰出贡献的个人和机构，设立音乐疗愈相关的奖项和荣誉至关重要。这不仅能够提升音乐疗愈的社会认可度，还能激发更多人投入这一事业。

1. 设立音乐疗愈贡献奖

该奖项旨在表彰在音乐疗愈领域作出卓越贡献的个人或团队。这些贡献包括创新性的音乐疗愈方法、深入的科学研究、广泛的社会应用等。通过设立这一奖项，更多人关注和投入音乐疗愈的研究和实践。

2. 评选最佳音乐疗愈实践案例

每年可以评选出最佳的音乐疗愈实践案例，这些案例可以是针对特定人群的音乐疗愈项目，也可以是创新性的音乐疗愈方法。评选出的案例可以在行业内进行推广，为其他从业者提供借鉴和参考。

3. 颁发音乐疗愈荣誉证书

对于在音乐疗愈领域取得显著成绩的个人或机构，可以颁发音乐疗愈荣誉证书。这些证书可以作为个人或机构在专业领域内的资质证明，提升其社会声誉和影响力。

4. 设立音乐疗愈研究基金

为了支持音乐疗愈领域的研究和发展，可以设立音乐疗愈研究基金。该基金可以用于资助相关的科研项目、学术会议、人才培养等。通过基金的资助，音乐疗愈领域得以持续创新和发展。

（二）大众参与的音乐疗愈项目和活动

为了让更多人了解和体验音乐疗愈的魅力，开展大众参与的音乐疗愈项目和活动至关重要。这些项目和活动形式多样，旨在满足不同人群的需求和兴趣。

1. 举办音乐疗愈体验工作坊

可以定期举办音乐疗愈体验工作坊，邀请专业的音乐治疗师现场指导。参与者可以在工作坊中亲身体验各种音乐疗愈方法，了解音乐对身心的积极影响。这些工作坊可以在社区、学校、医院等场所举办，方便大众参与。

2. 开展音乐疗愈主题音乐会

音乐会是一种受欢迎的文化活动形式，吸引了大量大众参与。可以策划以音乐疗愈为主题的音乐会，邀请专业的音乐家和表演团队演出。在音乐会中，可以通过现场讲解、互动体验等方式向观众传递音乐疗愈的理念和方法。

3. 推广在线音乐疗愈课程

随着互联网的发展，线上学习成为一种便捷的学习方式。可以开发和推广在线音乐疗愈课程，让更多的人能够随时随地学习音乐疗愈的知识和技巧。这些课程针对不同人群设计，内容涵盖音乐理论、音乐疗愈原理、实践技巧等。

4. 建立音乐疗愈志愿者团队

鼓励和支持志愿者参与音乐疗愈服务是一种有效的方式。可以建立音乐疗愈志愿者团队，对志愿者进行专业培训，然后安排他们到医院、养老院、特殊学校等需要音乐疗愈服务的地方开展志愿服务活动。这样不仅可以扩大音乐疗愈的影响力，还能为志愿者提供实践和学习的机会。

第三节　建立良好的社会氛围，推动音乐疗愈的普及与发展

一、政策支持与法规保障

（一）当前政策环境对音乐疗愈发展的影响

政策环境是影响音乐疗愈发展的重要因素之一。在当前的政策环境下，音乐疗愈得到了越来越多的关注和支持，但也面临着一些挑战和限制。

1. 政策对音乐疗愈的积极影响

近年来，随着人们对身心健康的重视和对非药物治疗手段的探索，音乐疗愈逐渐得到了国家的关注和支持。政府和相关机构出台了一系列政策文件和指导意见，鼓励和支持音乐疗愈在医疗、教育、康复等领域的应用和发展。这些政策为音乐疗愈的普及和推广提供了有力的保障，促进了音乐疗愈事业的快速发展。

2. 政策对音乐疗愈的潜在限制和挑战

尽管政策对音乐疗愈的发展起到了积极的推动作用，但仍然存在一些潜在的限制和挑战。首先，音乐疗愈在法律和制度层面尚未得到明确的定位和认可，导致其在实践应用中缺乏统一的标准和规范。其次，音乐疗愈服务的提供者和接受者在权益保护、服务质量监管等方面缺乏明确的政策指导和保障。最后，音乐疗愈在教育、培训、研究等方面的资源投入和政策支持也相对不足，制约了其专业化和国际化的发展进程。

（二）政策建议为音乐疗愈的普及与发展提供有力保障

为了进一步推动音乐疗愈的普及和发展，需要从政策层面出发，提出具有针对性的政策建议。

1. 明确音乐疗愈的法律地位和行业标准

政府应尽快出台相关法律和政策文件，明确音乐疗愈的法律地位和行业标准，其中包括制定音乐疗愈服务的准入门槛、服务规范、质量评估标准等，以确保音乐疗愈服务的专业性和安全性。同时，加强对音乐疗愈从业者的资质认证和培训管理，提高其专业素养和服务能力。

2. 加大对音乐疗愈服务提供者和接受者的权益保护力度

政府应建立健全音乐疗愈服务提供者和接受者的权益保护机制。对于服务提供者，应明确其合法权益和职责范围，加强对其服务质量的监管和评估。对于服务接受者，应保障其知情权、选择权和隐私权等合法权益，建立有效的投诉和维权渠道。同时，加大对音乐疗愈市场的监管力度，打击非法行医和欺诈行为。

3. 增加对音乐疗愈的资源投入和政策支持

政府应加大对音乐疗愈的资源投入和政策支持力度。在教育领域，将音乐疗愈纳入相关课程体系和培训计划，培养更多的专业人才。在医疗领域，将音乐疗愈纳入医保支付范围或提供专项补贴等政策措施，减轻患者的经济负担。在科研领域，鼓励和支持开展音乐疗愈的基础研究与应用研究，推动其理论创新和实践发展。此外，还可以通过设立与音乐疗愈相关的奖项与荣誉等表彰和鼓励在此领域作出杰出贡献的个人或机构。

4. 加强音乐疗愈的国际交流与合作

政府应积极推动音乐疗愈领域的国际交流与合作。通过参加国际会议、举办学术研讨会、开展合作项目等方式加强与国外同行的交流与合作，借鉴和学习国际先进经验和技术成果。同时，鼓励和支持国内音乐疗愈机构与企业走出国门开展国际合作与交流活动，提升我国音乐疗愈在国际舞台上的影响力和竞争力。

二、跨界合作与资源整合

（一）音乐、医学、心理学等领域的跨界合作模式

音乐、医学和心理学作为各自独立的学科领域，都拥有深厚的理论基础和丰富的实践经验。当这些领域相互交融、跨界合作时，它们能够产生出更加丰富的创新成果，特别是在音乐疗愈这一新兴领域。以下将探讨音乐、医学、心理学等领域的跨界合作模式。

1. 音乐与医学的跨界合作

音乐与医学的合作源远流长，早在古代，人们就发现了音乐对身心健康的积极影响。在现代医学中，音乐被广泛应用于疼痛管理、康复治疗、精神健康等方面。音乐治疗师与医生、护士等医疗团队成员紧密合作，根据患者的具体需求和状况，制订个性化的音乐疗愈方案。

2. 音乐与心理学的跨界合作

音乐与心理学之间有着天然的联系。音乐能够触发人们的情感反应，调节情绪状态，而心理学则提供了深入理解和解释这些现象的理论框架。在音乐疗愈中，心理学家可以通过评估个体的心理需求、情绪状态以及应对机制，为音乐治疗师提供有针对性的建议和指导。同时，音乐治疗师可以利用音乐作为干预手段，帮助个体解决心理问题，提升自我认知和情绪管理能力。

3. 医学与心理学的跨界合作

医学和心理学在健康领域有着共同的目标，即促进个体的身心健康。在音乐疗愈中，医学和心理学的跨界合作显得尤为重要。医生可以从生理层面评估患者的健康状况，而心理学家则可以从心理层面深入了解患者的需求和困扰。通过综合应用医学和心理学的知识和技能，可以为患者提供更加全面、个性化的音乐疗愈服务。

4. 音乐、医学与心理学的综合跨界合作

当音乐、医学和心理学三个领域同时进行跨界合作时，将产生更加强大的协同效应。在这种合作模式下，音乐治疗师、医生和心理学家可以组成一

个跨学科团队，共同制订音乐疗愈方案，评估治疗效果，并根据患者的反馈和需求进行持续改进。这种综合跨界合作不仅可以提升音乐疗愈的专业性和科学性，还可以为更多的人群提供更加优质、高效的音乐疗愈服务。

（二）整合各方资源，共同推动音乐疗愈事业的发展

要推动音乐疗愈事业的发展，需要整合各方资源，形成合力。这些资源包括专业人才、科研力量、资金支持、社会认知等。以下将探讨如何整合这些资源，共同推动音乐疗愈事业的发展。

1. 会聚专业人才

音乐疗愈是一个跨学科的领域，会聚了来自音乐、医学、心理学等领域的专业人才。通过加大人才培养和引进力度，吸引更多的优秀人才投身于音乐疗愈事业。同时，建立跨学科的人才交流和合作机制，促进不同领域之间的知识共享和技能互补。

2. 加强科研力量

科研是推动音乐疗愈事业发展的重要驱动力。通过加强基础研究和应用研究，深入探索音乐对人体生理和心理的影响机制，为音乐疗愈提供更加科学、有效的理论支持和实践指导。同时，鼓励和支持跨学科的科研项目合作，汇聚不同领域的科研力量，共同推动音乐疗愈领域的创新和发展。

3. 寻求资金支持

资金是推动音乐疗愈事业发展的重要保障。通过政府拨款、社会捐赠、企业投资等多种渠道筹集资金，为音乐疗愈项目的开展和实施提供稳定的经费支持。同时，加大资金管理和监督力度，确保资金的安全和有效使用。

4. 提升社会认知度

社会认知度是影响音乐疗愈事业发展的重要因素。通过加大宣传推广和科普教育力度，提升大众对音乐疗愈的认知度和接受度。同时，积极争取政府和相关机构的支持与认可，为音乐疗愈事业的发展打造更加有利的社会环境。

三、社会氛围的营造与维护

（一）倡导尊重、包容、创新的社会氛围

在推动音乐疗愈事业的发展过程中，倡导尊重、包容、创新的社会氛围至关重要。这样的氛围不仅有助于激发人们的创造力和创新精神，还能为音乐疗愈事业的多元化发展提供有力支持。

1. 尊重多元文化和个体差异

音乐疗愈作为一种跨文化的实践方式，其方法和效果在不同文化和个体之间存在差异。因此，我们应该尊重多元文化和个体差异，避免将某一文化或个体的音乐疗愈经验强加给其他人。通过尊重不同文化和个体的音乐疗愈实践，我们可以更加全面地了解音乐疗愈的多样性和复杂性，为其创新发展提供更加广阔的空间。

2. 包容不同观点和做法

在音乐疗愈领域，不同的人会有不同的观点和做法。这些观点和做法基于不同的理论假设、实践经验，因此，我们应该以包容的心态对待这些不同的观点和做法，鼓励人们开放、平等地交流和讨论。通过包容不同的观点和做法，我们可以促进音乐疗愈领域的思想碰撞和知识融合，为其创新发展注入新的活力。

3. 鼓励创新和实践

创新是推动音乐疗愈事业发展的重要动力。我们应该鼓励人们勇于尝试新的音乐疗愈方法和技术，不断探索音乐对人体生理和心理的新作用。同时，我们应该支持音乐疗愈领域的科研项目和实践活动，为创新者提供必要的资金、技术和人才支持。通过鼓励创新和实践，我们可以推动音乐疗愈事业的持续进步和发展。

为了营造尊重、包容、创新的社会氛围，我们可以采取以下措施：一是加强音乐疗愈领域的宣传教育工作，提高大众对音乐疗愈的认知度和接纳度。二是举办多样化的音乐疗愈文化交流活动，促进不同文化和个体之间的交流与融合。三是建立开放、平等的音乐疗愈交流平台，鼓励人们分享自己的经

验和见解。四是设立音乐疗愈创新奖项和荣誉制度，表彰在音乐疗愈领域作出杰出贡献的创新者和实践者。

（二）通过文化交流、艺术展览等活动提升大众对音乐疗愈的认同感和参与度

提升大众对音乐疗愈的认同感和参与度，文化交流、艺术展览等活动是一种非常有效的途径。这些活动可以让更多的人了解和体验音乐疗愈的魅力，从而提升其对音乐疗愈的认同感和参与度。

1. 举办音乐疗愈主题的文化交流活动

文化交流活动是一种促进不同文化之间相互了解和交流的重要方式。我们可以举办以音乐疗愈为主题的文化交流活动，邀请来自不同国家和地区的音乐治疗师、音乐家和专家学者进行分享与交流。这些活动可以让大众更加深入地了解音乐疗愈的理念、方法和实践案例，拓宽其视野和认知范围。同时，通过与国际同行的交流和合作，我们还可以借鉴和学习国际先进的音乐疗愈经验与技术成果，推动我国音乐疗愈事业的国际化发展。

2. 举办音乐疗愈艺术展览

艺术展览是一种直观、生动的展示方式，可以让大众更加直观地了解和感受音乐疗愈的魅力与价值。我们可以策划以音乐疗愈为主题的艺术展览，展示与音乐疗愈相关的艺术作品、历史文物和研究成果等。这些展览可以让大众更加深入地了解音乐对人体生理和心理的影响机制以及在不同领域的应用场景与效果。同时，通过艺术展览的形式，我们可以将音乐疗愈与美学、艺术学等领域进行有机融合，提升音乐疗愈的文化内涵和审美价值。

3. 利用新媒体平台推广音乐疗愈知识

随着互联网的普及和发展，新媒体平台已经成为大众获取信息、交流互动的重要渠道。我们可以利用新媒体平台如微博、微信公众号等推广音乐疗愈知识，发布相关的文章、视频和音频等素材。这些素材包括音乐疗愈的基本原理、实践方法、案例分享等内容，以图文并茂、生动有趣的形式呈现给大众。通过新媒体平台的推广，我们可以让更多的人了解和关注音乐疗愈事业，提升其认同感和参与度。

第七章 音乐疗愈的教育培训与人才发展

第一节 音乐疗愈专业人才的培养与教育体系建立

一、现状分析

随着音乐疗愈在医疗、康复、心理等领域的广泛应用，音乐疗愈专业人才的需求日益凸显。随着社会的不断发展和进步，音乐疗愈逐渐受到人们的关注和认可。然而，在当前的教育体系中，对于音乐疗愈人才培养的支持仍显不足，这在一定程度上制约了音乐疗愈事业的发展。

（一）当前教育体系对音乐疗愈人才培养的支持

目前，部分高校已经开设了音乐疗愈相关课程，为学生提供了初步的学习机会。这些课程的开设有助于培养学生的音乐素养和疗愈技能，为未来的职业发展奠定基础。此外，一些医疗机构也开展了音乐疗愈实践活动，为患者提供心理支持并帮助他们了解如何舒缓病痛的知识。这些实践活动的开展，不仅提升了音乐疗愈在社会上的认知度，也为从业人员提供了宝贵的实践经验。

（二）当前教育体系对音乐疗愈人才培养的不足

尽管当前教育体系对音乐疗愈人才培养提供了一定的支持，但仍存在诸多不足。

首先，音乐疗愈专业尚未在高等教育体系中确立明确的学科地位，这导致教育资源分散，缺乏统一的教学标准和质量监管。由于缺乏统一的学科定位，各高校在课程设置、教学内容和教学方法等方面存在较大的差异，难以保证人才培养的质量。

其次，师资队伍建设滞后是制约音乐疗愈人才培养的重要因素之一。目前，具备音乐疗愈专业知识和实践经验的教师严重匮乏，这直接影响了教学效果和人才培养质量。为了改善这种状况，需要加强对音乐疗愈教师的培训和引进力度，提高他们的专业素养和教学能力。

最后，实践教学体系不完善也是当前音乐疗愈在人才培养方面的不足之处。音乐疗愈是一门实践性很强的专业，需要学生通过大量的实践活动来掌握技能和提升素养。然而，目前很多高校由于缺乏实践机会和资源，难以为学生提供充足的实践平台。这导致很多学生在毕业后缺乏实际操作经验，难以胜任相关工作。因此，高校应加强与医疗机构、社会福利机构等的合作，为学生提供更多的实践机会和资源。

二、教育体系构建

为了培养高素质的音乐疗愈专业人才，满足社会日益增长的需求，需要构建完善的音乐疗愈教育体系。这一体系应包括以下几个方面。

（一）确立音乐疗愈专业的学科地位和教育目标

随着现代社会对心理健康的日益重视，音乐疗愈作为一种有效的心理干预手段，逐渐受到广泛关注。然而，在国内的高等教育体系中，音乐疗愈专业的学科地位尚未确立，这在一定程度上制约了该领域的发展。因此，确立音乐疗愈专业的学科地位和教育目标，对于推动音乐疗愈事业的发展具有重要意义。

1.学科地位的重要性

确立音乐疗愈专业的学科地位，有助于整合教育资源，形成系统的教学体系。在高等教育体系中，明确的学科地位意味着更多的教育资源和资金投入，可以吸引更多优秀的教师和学生加入该领域，推动音乐疗愈研究的深入发展。同时，学科地位的确立有助于提升音乐疗愈在社会中的认知度和认可度，为音乐治疗师的职业发展创造更好的环境。

2. 教育目标的设定

在确立音乐疗愈专业学科地位的基础上，应进一步明确教育目标。音乐疗愈专业的教育目标应围绕培养具备音乐素养、心理学知识和疗愈技能的专业人才进行。具体而言，应注重培养学生的音乐审美和表现能力，使其能够熟练运用音乐元素进行疗愈实践；同时，应加强心理学知识的学习，使学生掌握基本的心理咨询和干预技能；通过实践教学和实习实训等方式，提升学生的实际操作能力和职业素养。

（二）制定音乐疗愈专业课程体系和教学大纲

音乐疗愈专业作为一门新兴的跨学科领域，其课程体系和教学大纲的制定至关重要。这不仅关系到专业人才的培养质量，也是音乐疗愈学科规范化、专业化的重要体现。

1. 课程体系的构建原则

在制定音乐疗愈专业课程体系时，应遵循综合性、实践性和创新性的原则。综合性要求课程体系涵盖音乐学、心理学、医学等多个学科的知识，确保学生具备全面的专业技能；实践性则强调课程设置应紧密结合临床实践，注重对学生实际操作能力的培养；创新性则鼓励教师在教学内容和教学方法上进行探索和创新，以适应不断变化的社会需求。

2. 教学大纲的制定与实施

教学大纲是实施教学的纲领性文件，在规范教学行为、保证教学质量等方面发挥了重要作用。在制定音乐疗愈专业教学大纲时，应明确各门课程的教学内容、教学目标和教学方法，并规定相应的考核方式和标准。同时，教学大纲在实施过程中应注重灵活性和针对性，根据学生的学习情况和反馈及时调整教学策略，确保教学效果达到预期目标。

（三）加强师资队伍建设，提高教育质量

师资队伍是音乐疗愈专业人才培养的核心力量，其素质的高低直接影响教育质量的优劣。因此，加强师资队伍建设、提高教师的专业素养和教学能力，是提升音乐疗愈教育质量的关键所在。

1. 引进优秀人才

高校应积极引进具有音乐疗愈专业背景或相关经验的优秀人才，充实教师队伍。这些人才不仅应具备扎实的音乐学和心理学知识，还应有丰富的临床实践经验和良好的职业素养。通过引进优秀人才，师资队伍的整体水平得以快速提升，从而为音乐疗愈专业的发展提供有力支撑。

2. 加强在职教师培训

针对现有教师队伍中存在的问题和不足，高校应定期组织在职教师培训活动。培训内容可以围绕音乐疗愈理论、实践技能、教学方法等方面进行设计，旨在提高教师的专业素养和教学能力。同时，可以邀请国内外知名专家开展讲座或工作坊活动，为教师提供与同行交流学习的机会。

3. 建立激励机制

为了激发教师的工作热情和创新精神，高校应建立完善的激励机制，其中包括设立教学奖励、科研奖励等制度，对在教学和科研方面作出突出贡献的教师给予表彰与奖励；同时，应为教师提供良好的工作环境和发展空间，鼓励其积极参与音乐疗愈领域的学术研究和实践活动。

（四）完善实践教学体系，提升实践能力

实践教学是音乐疗愈专业人才培养的重要环节之一，对于提升学生的实践能力和职业素养具有重要意义。因此，完善实践教学体系、加强实践教学管理是提高音乐疗愈教育质量的重要举措。

1. 创建实践教学基地

高校应积极与医疗机构、康复中心等机构建立合作关系，共同创建实践教学基地。这些基地不仅可以为学生提供真实的临床环境和实践机会，还可

以帮助学生更好地了解音乐疗愈在实际工作中的应用价值和意义。实践教学基地的创建，为学生提供了更加丰富、更加深入的实践体验。

2. 开展实习实训活动

除了建立实践教学基地外，高校还应定期组织学生开展实习实训活动。其中包括临床实习、社区服务、志愿者活动等多种形式，旨在让学生在实践中掌握音乐疗愈的基本技能和操作方法。同时，实习实训活动可以帮助学生更好地了解社会需求和行业动态，为其未来的职业发展做好充分准备。

3. 加强实践教学的管理与评估

为了确保实践教学的质量和效果，高校应做好对实践教学的管理与评估工作。这包括制订详细的实践教学计划、明确实践教学目标和要求、定期对实践教学活动进行检查和评估等。同时，应建立学生实践成果的反馈机制，及时了解学生的实践情况和问题，并针对问题进行改进和优化。通过做好实践教学的管理与评估工作，可以确保实践教学的质量和效果达到预期目标。

三、政策建议与措施

为了推动音乐疗愈教育体系的建立和发展，政府、高校和社会各界需要共同发力。

（一）政府加大对音乐疗愈教育的投入和支持

音乐疗愈作为一种有效的心理干预和辅助治疗手段，在现代医疗和康复领域中的应用日益广泛。然而，国内音乐疗愈教育起步较晚，发展相对滞后，迫切需要政府层面的支持和引导。政府加大对音乐疗愈教育的投入和支持，对于推动音乐疗愈事业的发展、满足社会对专业人才的需求具有重要意义。

1. 设立专项资金支持音乐疗愈专业建设

政府应设立专项资金，用于支持音乐疗愈专业的建设和发展。这些资金可以用于改善教学设施、购买教学器材和图书资料、开展实践教学活动等方面。专项资金的设立，可以为音乐疗愈教育提供稳定的经费来源，有助于提升教学质量和水平。同时，政府可以通过设立奖学金、助学金等方式，鼓励更多优秀学生报考音乐疗愈专业，为行业培养更多的高素质人才。

2. 出台政策鼓励社会资本进入音乐疗愈教育领域

除了政府直接投入外，还应出台相关政策措施，鼓励社会资本进入音乐疗愈教育领域。例如，可以给予投资音乐疗愈教育的企业或个人一定的税收优惠、贷款支持，引导更多的社会资源投入音乐疗愈教育。社会资本的进入不仅可以缓解政府财政压力，还可以促进教育资源的优化配置和共享，推动音乐疗愈教育的快速发展。

3. 加强对音乐疗愈教育机构的监管和评估

在加大投入和支持的同时，政府应加强对音乐疗愈教育机构的监管和评估工作。通过制定严格的准入标准和监管制度，确保音乐疗愈教育机构具备相应的办学资质和教学条件。同时，定期对音乐疗愈教育机构的教学质量、师资力量、实践教学等方面进行评估和检查，对于不符合标准的机构进行整改或淘汰，保证音乐疗愈教育的质量和水平。

（二）建立音乐疗愈教育标准和质量监控体系

为了推动音乐疗愈教育的规范化和高质量发展，政府应联合高校、行业协会等机构，共同制定音乐疗愈教育标准和质量监控体系。这将有助于明确教育目标、规范教学行为、提升教学质量，为音乐疗愈事业的发展提供有力保障。

1. 制定音乐疗愈教育标准

政府应组织专家团队，深入研究音乐疗愈教育的特点和规律，制定符合行业发展需求的音乐疗愈教育标准。这些标准包括教育目标、课程设置、教学方法、考核标准等方面的要求，为音乐疗愈教育提供明确的指导和规范。同时，标准的制定应注重与国际接轨，借鉴国际先进的音乐疗愈教育理念和实践经验，提升国内音乐疗愈教育的国际竞争力。

2. 建立质量监控体系

在制定音乐疗愈教育标准的基础上，政府还应建立质量监控体系，对音乐疗愈教育机构的教学质量进行定期检查和评估。这一体系应包括教学督导、学生评价、社会反馈等多个环节，确保音乐疗愈教育机构能够严格按照标准进行教学活动。同时，对于教学质量不达标的机构，应及时进行整改或取消其办学资格，保证音乐疗愈教育的整体质量和水平。

3. 加强与行业协会的合作与交流

政府应加强与音乐疗愈相关行业协会的合作与交流，共同推动音乐疗愈教育的发展。行业协会作为行业的自律组织，具有丰富的行业资源和专业经验，可以为政府制定音乐疗愈教育标准和质量监控体系提供有力支持。同时，政府可以通过与行业协会的合作，了解行业动态和发展趋势，及时调整和完善相关政策、措施，推动音乐疗愈教育与行业发展的深度融合。

（三）鼓励高校开设音乐疗愈相关专业和课程

高校作为人才培养的摇篮，在音乐疗愈专业人才的培养方面具有举足轻重的地位。因此，政府应出台激励政策，鼓励高校开设音乐疗愈相关专业和课程，为音乐疗愈事业的发展提供人才保障。

1. 给予高校经费支持和政策倾斜

政府应设立专项资金，对开设音乐疗愈专业的高校给予一定的经费支持。这些资金可以用于改善教学设施、购买教学器材和图书资料等方面，为高校开展音乐疗愈教育提供必要的物质保障。同时，政府可以通过政策倾斜的方式，优先支持开设音乐疗愈专业的高校在招生、师资引进、科研项目等方面的需求，推动高校音乐疗愈教育的快速发展。

2. 推动高校与医疗机构、康复中心等机构的合作

为了提升音乐疗愈教育的实践性和应用性，政府应积极推动高校与医疗机构、康复中心等机构的合作。通过合作，高校可以充分利用这些机构的实践资源和专业优势，共同开展音乐疗愈研究和实践活动。同时，这种合作模式有助于推动产学研用一体化发展，促进音乐疗愈科研成果的转化和应用。

3. 加强对高校音乐疗愈专业的评估和指导

在鼓励高校开设音乐疗愈相关专业和课程的同时，政府应加强对这些专

业的评估和指导工作。通过制定科学的评估标准，定期对高校音乐疗愈专业的教学质量、师资力量、实践教学等方面进行评估和检查。对于评估结果优秀的专业给予表彰和奖励；对于存在问题的专业及时提出整改意见并给予指导帮助，确保其教学质量和水平得到有效提升。

（四）推动音乐疗愈教育与职业培训的有效衔接

为了满足社会对音乐疗愈专业人才的需求，需要推动音乐疗愈教育与职业培训的有效衔接。这不仅可以提升从业人员的专业素养和技能水平，还可以为音乐疗愈事业的发展提供持续的人才保障。

1. 支持高校和职业培训机构开展合作

政府应支持高校和职业培训机构开展合作，共同制定音乐疗愈职业培训标准和课程体系。通过合作，双方可以充分发挥各自的专业优势和资源优势，共同开发符合行业发展需求的职业培训项目。这些项目包括短期培训班、在线课程、实践工作坊等多种形式，满足不同层次、不同需求的人员进行学习和提升。

2. 建立职业培训与学历教育的互通机制

为了打破学历教育与职业培训之间的壁垒，政府应建立职业培训与学历教育的互通机制。通过制定相关政策，允许符合条件的职业培训学员申请相应学历教育的学分；同时，鼓励高校认可职业培训机构的培训成果和证书，为学员提供更多元化的职业发展路径选择。这种互通机制的建立将有助于实现学历教育与职业培训之间的有机衔接和优势互补。

3. 加强对职业培训机构的监管和评估

在推动音乐疗愈教育与职业培训有效衔接的过程中，政府还应加强对职业培训机构的监管和评估工作。通过制定严格的准入标准和监管制度，确保职业培训机构具备相应的办学资质和教学条件；同时，定期对职业培训机构的教学质量、师资力量等进行评估和检查，确保其培训质量和水平符合行业标准与要求。对于不符合标准的机构进行整改或淘汰，保证职业培训市场的健康有序发展。

第二节 职业认证与培训在音乐疗愈
人才发展中的作用

一、职业认证的重要性

随着音乐疗愈在医疗、心理、康复等领域的广泛应用，音乐疗愈人才的专业素质和技能水平越来越受到关注。职业认证作为衡量音乐疗愈从业者专业素质的重要标准，在音乐疗愈人才发展中的作用日益凸显。

（一）提升音乐疗愈从业者的专业素养和技能水平

音乐疗愈作为一门跨学科的专业领域，要求从业者具备音乐学、心理学、医学等多方面的知识和技能。职业认证作为对音乐疗愈从业者专业素养和技能水平的官方认可，对于提升从业者的整体素质和推动行业发展具有重要意义。

1. 职业认证促使从业者掌握多学科知识

音乐疗愈不是简单的音乐表演或音乐欣赏，而是需要从业者根据个体的心理、生理需求，选择合适的音乐元素和技巧，以达到疗愈的效果。因此，从业者需要掌握音乐学的基本原理和技巧，了解不同音乐风格、流派的特点和应用场景。同时，从业者需要具备心理学的基础知识，能够理解和分析个体的心理需求与反应。此外，医学知识也是必不可少的，特别是对于一些需要音乐辅助治疗的疾病或症状，从业者需要了解相关的医学原理和治疗方法。职业认证制度的建立，明确要求从业者必须掌握这些多学科知识，从而促使他们不断地学习和提升自己的综合素质。

2. 职业认证强调音乐疗愈实践能力和服务技巧

除了理论知识外，音乐疗愈从业者还需要具备丰富的实践经验和良好的服务技巧。职业认证不仅要求从业者通过理论考试，还强调他们的实践能力和服务质量。在实践能力方面，从业者需要根据不同的场景和需求，选择合适的音乐元素和技巧进行疗愈服务；在服务技巧方面，从业者需要具备良好的沟通能力和人际交往能力，能够与患者或客户建立良好的关系，提供个性化的服务。这些实践能力和服务技巧的提升，有助于从业者更好地满足客户的需求，提高服务质量。

3. 职业认证为从业者提供展示自己专业能力的平台

获得职业认证是从业者展示自己专业能力的重要途径之一。通过职业认证，从业者可以向社会证明自己的专业素质和技能水平已经达到了一定的标准。这不仅有助于提高从业者的自信心和职业竞争力，还可以为他们提供更多的职业发展机会。例如，一些医疗机构、康复中心等机构在招聘音乐治疗师时，往往会优先考虑获得职业认证的从业者。同时，一些高端的音乐疗愈服务项目会要求从业者具备相应的职业认证。因此，职业认证为从业者提供了更多的展示自己专业能力的平台，有助于他们在职业生涯中取得更好的成绩。

（二）规范音乐疗愈行业市场秩序，保障服务质量

随着音乐疗愈行业的快速发展，市场上出现了越来越多的从业者和服务机构。然而，由于缺乏统一的标准和监管机制，市场秩序混乱、服务质量参差不齐等问题逐渐凸显出来。职业认证制度的制定和实施，有助于规范音乐疗愈行业的市场秩序，保障服务质量。

1. 设立统一的职业认证标准和程序

职业认证制度的核心是设立统一的认证标准和程序。这些标准和程序不仅涵盖从业者的专业素质与技能水平要求，还包括认证机构的资质认定、认证流程的规范操作等方面。通过设立统一的标准和程序，确保只有具备相应专业素质和技能水平的从业者才能获得职业认证，从而进入音乐疗愈行业提供服务。这避免了不具备专业资质的从业者混入市场，损害消费者权益，同时，为消费者提供了辨别优质音乐疗愈服务的重要依据。

2. 规范市场秩序，打击非法行为

在职业认证制度的保障下，音乐疗愈行业的市场秩序得到了有效规范。

一方面，通过设置严格的准入门槛和监管机制，确保市场上的从业者和服务机构都具备相应的资质及条件。另一方面，对于违反市场规则、损害消费者权益的非法行为，可以依法进行打击和处罚。这种规范的市场秩序有助于维护行业的健康发展和消费者的合法权益。

3. 保障服务质量，提升消费者满意度

职业认证制度的实施不仅规范了市场秩序，还保障了服务质量。获得职业认证的从业者需要遵守行业规范和服务标准，提供优质的服务。同时，他们需要接受定期的考核和评估，以确保自己的服务质量始终保持在较高水平。这种保障机制有助于提升消费者对音乐疗愈服务的满意度和信任度，推动行业的可持续发展。

（三）增强音乐疗愈从业者的职业认同感和归属感

职业认同感和归属感是从业者对工作和行业的情感认同与内心归属。对于音乐疗愈从业者来说，这种认同感和归属感是他们在职业生涯中取得成功的重要心理基础。职业认证制度的建立和实施，有助于增强音乐疗愈从业者的职业认同感和归属感。

1. 职业认证是对从业者专业素质的认可

获得职业认证是从业者专业素质得到官方认可的重要标志。这种认可不仅证明了从业者具备从事音乐疗愈工作的基本素质和能力，还体现了社会对音乐疗愈行业的认可和尊重。这种认可有助于提升从业者的自信心和自尊心，激发他们对工作的热情和投入。

2. 职业认证是从业者的专业身份象征

职业认证不仅是对从业者专业素质的认可，更是一种专业身份的象征。获得职业认证的从业者可以更加自豪地称自己为"音乐治疗师"，这种身份象征有助于提升他们在社会和行业中的地位和影响力。同时，这种身份象征有助于从业者更好地融入行业群体，与其他专业人士进行交流和合作。

3. 职业认证激发从业者的职业责任感和使命感

获得职业认证的从业者会更加深刻地意识到自己肩负的职业责任和使命。

他们不仅需要为客户提供优质的服务，还需要不断学习和提升自己的专业素养，以推动音乐疗愈行业的发展和进步。这种职业责任感和使命感有助于激发从业者的工作动力，为音乐疗愈事业的发展贡献更多力量。同时，这种职业责任感和使命感有助于从业者形成更加积极、健康的心态，来面对职业生涯中的各种挑战和困难。

二、建立职业培训体系

为了提升音乐疗愈从业者的专业素质和技能水平，满足社会对高素质音乐疗愈人才的需求，需要建立完善的职业培训体系。这一体系应包括以下几个方面。

（一）明确培训目标和内容，制订培训计划

在音乐疗愈职业培训中，明确培训目标和内容是至关重要的一步。这不仅关系到培训的方向和重点，还直接影响从业者的专业素质和实践能力的提升。因此，我们必须认真对待这一环节，确保培训的针对性和实效性。

1. 确立全面的培训目标

音乐疗愈职业培训的目标应该围绕提升从业者的专业素质和实践能力来展开。具体来说，培训目标应包括以下几个方面。

（1）掌握音乐学、心理学、医学等多学科知识。音乐疗愈是一门跨学科的领域，要求从业者具备多方面的知识储备。通过培训，从业者能够深入理解音乐的基本原理和技巧，了解不同音乐风格的特点和应用场景。同时，从业者应掌握心理学和医学的相关知识，以便更好地理解和应对患者的需求。

（2）熟悉音乐疗愈实践技巧和服务流程，除了理论知识外，从业者还需要具备丰富的实践经验和良好的服务技巧。培训应重点强调实践能力的培养，包括音乐元素的运用、疗愈环境的营造、患者沟通与评估等方面的技巧。同时，应让从业者熟悉音乐疗愈服务的整个流程，从接待患者到制订疗愈方案，再到实施疗愈过程和后续跟踪服务。

（3）提升职业素养和综合能力。音乐疗愈从业者不仅需要具备专业知识和技能，还应具备良好的职业素养和综合能力。培训应注重培养从业者的职业道德、团队合作精神、创新能力等方面的素质，使他们能够更好地适应职业发展的需求。

2. 制定详细的培训内容

根据培训目标，我们需要制定详细的培训内容，确保培训的针对性和实效性。培训内容应包括以下几个方面。

（1）基础理论知识。基础理论知识包括音乐学、心理学、医学等方面的基本知识，其目的是帮助从业者建立扎实的理论基础。

（2）实践技能操作。通过模拟实践、案例分析等方式，从业者掌握音乐疗愈实践中的关键技能和操作方法。

（3）服务流程与规范。介绍音乐疗愈服务的整个流程，包括患者接待、需求评估、疗愈方案制订、实施过程及后续跟踪等环节，确保从业者能够按照规范提供服务。

（4）职业素养与综合能力提升。通过专题讲座、团队互动等方式，培养从业者的职业道德、沟通能力、团队协作等综合素质。

3. 制订合理的培训计划

在确保培训目标和内容明确的基础上，我们还需要制订合理的培训计划。培训计划应包括以下几个方面。

（1）培训时间安排。根据从业者的实际情况和培训内容的难易程度，合理安排培训时间，确保从业者能够充分掌握所需知识。

（2）培训地点选择。选择适合开展培训的地点，如专业教室、实践基地等，为从业者提供良好的学习环境。

（3）培训方式选择。根据培训内容和从业者的特点，选择合适的培训方式，如线上学习、线下实践、专题讲座等。

（4）师资力量配备。邀请具有丰富经验和专业背景的专家担任培训教师，确保培训质量。

（二）选择合适的培训方式和方法，增强培训效果

在音乐疗愈职业培训中，选择合适的培训方式和方法对于增强培训效果至关重要。不同的培训方式和方法具有各自的优势及适用场景，因此需要根据实际情况进行灵活选择。

1. 线上线下相结合的培训方式

随着现代信息技术的发展，线上线下相结合的培训方式已经成为一种趋势。这种培训方式可以充分利用网络资源，方便从业者随时随地接受培训，同时结合线下实践环节，提高培训的实效性。具体来说，可以通过在线课程、网络讲座等方式进行理论知识的学习，然后在线下实践基地进行实践操作和技能训练。这种培训方式既节省了时间和成本，又能够确保培训的质量。

2. 理论与实践相结合的教学方法

音乐疗愈是一门实践性很强的课程，因此培训过程中应注重理论与实践相结合的教学方法。通过案例分析、角色扮演、实践操作等方式，让从业者深入理解和掌握音乐疗愈实践技巧和服务流程。同时，邀请业内专家进行现场指导和示范，帮助从业者更好地掌握实践技能。这种教学方法有助于从业者将理论知识转化为实践能力，增强培训效果。

3. 多样化的培训方法

除了线上线下相结合的培训方式和理论与实践相结合的教学方法外，还可以采用其他多元化的培训方法，如小组讨论、经验分享、互动问答等。这些方法可以激发从业者的学习兴趣和积极性，促进他们之间的交流与合作。同时，根据从业者的不同需求和特点，培训师可以灵活调整培训方法，确保培训的针对性和实效性。

（三）建立培训效果评估机制，持续提升培训质量

为了确保音乐疗愈职业培训的质量，我们需要建立有效的培训效果评估机制。通过定期评估，我们可以及时发现培训中存在的问题和不足，并进行改进和优化，从而确保培训的针对性和实效性。

1. 设立评估标准和指标

在建立培训效果评估机制时，需要设立明确的评估标准和指标。这些标准和指标应与培训目标和内容相一致，涵盖从业者的知识掌握、技能提升、态度转变等方面。同时，评估标准和指标应具有可衡量性和可操作性，方便我们进行量化和分析。

2. 采用多种评估方法

为了全面、客观地评估培训效果，我们需要采用多种评估方法。这些方法包括问卷调查、考试、实践操作评估等。问卷调查可以了解从业者对培训的满意度和建议；考试可以测试从业者的知识掌握程度；实践操作评估可以观察从业者的技能运用和实际操作能力。通过综合运用这些方法，我们可以更全面地掌握培训情况。

3. 及时反馈与调整

评估结果应及时反馈给培训组织者和从业者，以便他们了解培训情况和改进方向。同时，根据评估结果，我们需要对培训计划、内容和方法进行调整与优化。对于效果不佳的部分，我们需要深入分析原因，并采取相应的改进措施。这种持续改进的过程有助于我们不断提高培训质量，满足从业者的需求。

4. 建立长期跟踪机制

为了确保音乐疗愈职业培训的持续性和有效性，我们还需要建立长期跟踪机制。通过定期跟踪从业者的职业发展情况和实践应用效果，我们可以了解培训成果在实际工作中的表现和影响。同时，这种跟踪机制可以为我们提供宝贵的反馈信息，帮助我们不断完善和优化培训体系。

三、政策建议与措施

为了推动音乐疗愈职业认证和职业培训的发展，政府、高校、行业协会和社会各界需要共同发力。

（一）政府推动音乐疗愈职业认证制度的建立和实施

在音乐疗愈领域，职业认证制度的建立和实施对于提升从业者素质、规范市场秩序、保障消费者权益具有重要意义。政府作为主导力量，应积极推动这一制度的建立和完善。

1.设立专门机构负责音乐疗愈职业认证的规划、组织和实施

为了确保音乐疗愈职业认证的顺利推进，政府应设立专门的机构来负责此项工作。该机构应具备专业化的团队和完善的组织架构，能够承担起音乐疗愈职业认证的规划、组织和实施等责任。同时，该机构应与相关部门和行业协会保持密切合作，共同推动音乐疗愈职业认证制度的发展。

2.制定统一的认证标准和程序，确保认证的公正性和权威性

音乐疗愈职业认证制度的核心在于制定统一的认证标准和程序。这些标准和程序应涵盖从业者的专业素质、实践能力、职业道德等方面，确保只有具备相应资质和能力的从业者才能获得认证。同时，认证过程应遵循公正、公平、公开的原则，确保认证的权威性和公信力。

3.加强对认证机构的监管和评估，确保其按照标准和程序开展认证工作

政府应加强对音乐疗愈职业认证机构的监管和评估工作。通过对认证机构的定期检查、审核和评估，确保其按照统一的标准和程序开展认证工作，避免出现违规操作和滥用职权等行为。对于存在问题的认证机构，政府应及时进行整改或取缔处理，以维护良好的市场秩序和消费者权益。

4.通过政策倾斜和财政支持等方式鼓励更多的从业者参与音乐疗愈职业认证

为了推动音乐疗愈职业认证制度的普及和发展，政府可以通过政策倾斜和财政支持等方式鼓励更多的从业者参与认证。例如，为通过认证的从业者提供税收减免、贷款优惠等政策支持；为认证机构提供资金补贴、项目支持等财政支持。同时，可以加大对音乐疗愈职业认证的宣传力度，提高社会对这一制度的认知度和认可度。

（二）鼓励社会力量参与音乐疗愈职业培训事业

为了满足社会对高素质音乐疗愈人才的需求，需要鼓励社会力量积极参与音乐疗愈职业培训事业。通过多元化的培训方式和途径，为从业者提供全面、系统的职业培训服务。

1.鼓励高校、职业培训机构、医疗机构等开设音乐疗愈相关专业和课程

高校、职业培训机构和医疗机构等是音乐疗愈职业培训的重要力量。政府应鼓励这些机构开设音乐疗愈相关专业和课程，为从业者提供多元化的培训路径。同时，可以支持这些机构加强师资队伍建设、完善教学设施、优化课程设置等，提高培训质量和效果。

2.支持行业协会和企业开展针对性的音乐疗愈职业培训项目

行业协会和企业是音乐疗愈职业培训的另一重要力量。政府应支持这些组织根据行业特点和企业需求，开展针对性的音乐疗愈职业培训项目。这些项目可以包括专业知识讲座、实践技能操作、案例分析等内容，帮助从业者更好地适应市场需求。

3.通过政府购买服务等方式引导社会力量参与音乐疗愈职业培训事业

政府可以通过购买服务等方式引导社会力量参与音乐疗愈职业培训事业。例如，将部分音乐疗愈职业培训项目委托给具备资质的社会机构承担；为从业者提供培训补贴或奖学金等支持。此外，政府还可以加强与社会机构的合作与交流，共同推动音乐疗愈职业培训事业的发展。

（三）加强对职业培训机构的监管和评估，确保培训质量

为了确保音乐疗愈职业培训的质量，政府需要加强对职业培训机构的监管和评估工作。通过建立健全的准入机制和退出机制、加强日常监管和定期评估等措施，保障培训市场的健康有序发展。

1.建立健全的职业培训机构准入机制和退出机制

政府应建立健全的音乐疗愈职业培训机构准入机制和退出机制。在准入方面，应明确机构的资质要求、师资条件、教学设施等标准；在退出方面，

应加强对机构的考核和评估工作，对于不符合要求的机构及时进行整改或取缔处理。这样可以从源头上保障音乐疗愈职业培训的质量和市场秩序。

2.加强对职业培训机构的日常监管和定期评估工作

除了准入机制和退出机制外，政府还应加强对音乐疗愈职业培训机构的日常监管和定期评估工作。通过定期检查、审核和评估等方式，确保机构按照标准和要求开展培训工作，及时发现和处理存在的问题与隐患，推动机构不断提升培训质量和服务水平。

3.引入第三方评估机构，加强对职业培训机构的监管和评估

为了更好地开展对音乐疗愈职业培训机构的监管和评估工作，政府可以引入第三方评估机构来协助完成此项任务。这些评估机构应具备专业化的评估团队和完善的评估体系，能够客观、公正地对音乐疗愈职业培训机构进行评估和排名。这样既为政府决策提供了参考依据，也为消费者选择优质培训机构提供了有力支持。同时，通过引入第三方评估机构可以促进音乐疗愈职业培训市场的良性竞争和发展。

第三节　国际音乐疗愈教育交流与合作的可能性

随着全球化进程的加快，国际交流与合作已成为推动各领域发展的重要动力。在音乐疗愈领域，国际交流与合作同样具有深远的意义和广阔的前景。

一、国际交流与合作的意义

（一）借鉴国际先进经验，提升我国音乐疗愈教育水平

随着全球化进程的加速，国际交流与合作在音乐疗愈教育领域的重要性日益凸显。通过借鉴国际先进经验，我们可以快速提升我国音乐疗愈教育的水平，培养更多高素质的音乐疗愈人才，以满足社会对这一服务的迫切需求。

1.接触国际先进的音乐疗愈教育理念

通过国际交流与合作，我们可以接触到国际上最前沿的音乐疗愈教育理念。这些理念往往注重以人为本，强调音乐与人的情感、心理和生理之间的紧密联系以及音乐在促进人的全面发展方面的独特作用。引入这些先进理念，有助于我们更新教育观念，深化对音乐疗愈教育的认识和理解。

2.引进国际先进的教学方法和技术手段

国际交流与合作为我们提供了学习和引进国际先进教学方法与技术手段的机会。例如，一些国家在音乐疗愈教育中广泛运用现代科技手段，如虚拟现实技术、人工智能等，以丰富教学手段，提高教学效果。我们可以结合自身实际，有选择地引进这些先进的方法和技术，推动我国音乐疗愈教育的创新与发展。

3.丰富和发展我国的音乐疗愈教育体系

通过借鉴国际先进经验，我们可以不断丰富和发展我国的音乐疗愈教育体系，其中包括完善课程设置、优化教学内容、加强师资队伍建设、改善教学方法和手段等。一个完善、科学的音乐疗愈教育体系，将为我国培养更多的高素质音乐疗愈人才提供有力保障。

4.满足社会对音乐疗愈服务的多样化需求

随着社会的快速发展和生活水平的提高，人们对音乐疗愈服务的需求日益多元化。通过提升音乐疗愈教育水平，我们可以培养更多具备专业素养和实践能力的音乐疗愈人才，满足社会对不同层次、不同类型音乐疗愈服务的需求，这将有助于推动我国音乐疗愈事业的健康发展。

（二）促进不同文化背景下音乐疗愈理念和方法的融合与创新

音乐作为一种无国界的语言，在不同文化背景下发挥着独特的疗愈作用。通过国际交流与合作，我们可以深入了解不同文化背景下的音乐疗愈理念和方法，促进它们之间的融合与创新，为音乐疗愈事业的发展注入新的活力。

1.不同文化背景下的音乐疗愈理念和方法

不同国家和地区由于历史、文化、社会等方面的差异，形成了各具特色的音乐疗愈理念和方法。通过国际交流与合作，我们可以深入了解这些不同的理念和方法，探究它们背后的文化内涵和理论基础。这将有助于我们更全面、更深入地理解音乐疗愈的本质和价值。

2. 不同文化背景下音乐疗愈理念与方法的共性和差异

尽管不同文化背景下的音乐疗愈理念和方法存在差异，但它们之间也存在许多共性和相通之处。通过国际交流与合作，我们可以探讨这些共性和差异，寻找它们之间的内在联系和规律。这将有助于我们更好地掌握音乐疗愈的普遍性和特殊性，推动音乐疗愈理论的深入发展。

3. 促进不同文化之间的融合与创新

在深入了解不同文化背景下音乐疗愈理念和方法的基础上，我们可以积极推动不同文化之间的融合与创新。其中包括借鉴其他国家和地区的成功经验，结合我国实际进行本土化改造；将不同文化元素融入音乐疗愈实践中，创造出具有独特魅力的音乐疗愈作品和服务；推动音乐疗愈与其他领域的跨界合作，拓展音乐疗愈的应用范围等。

4. 推动音乐疗愈事业的多元化发展

通过促进不同文化背景下音乐疗愈理念和方法的融合与创新，我们可以推动音乐疗愈事业的多元化发展。其中包括丰富音乐疗愈的形式和内容，满足不同人群的需求；拓展音乐疗愈的应用领域和市场空间；提升音乐疗愈在国际上的影响力和竞争力等。一个多元化、开放性的音乐疗愈事业将为社会带来更多福祉。

（三）拓展国际视野，增强我国音乐疗愈行业的国际竞争力

在全球化背景下，拓展国际视野对于提升我国音乐疗愈行业的国际竞争力具有重要意义。通过积极参与国际交流与合作项目，我们可以及时了解和掌握国际音乐疗愈行业的最新动态和发展趋势，为我国音乐疗愈行业的创新发展提供有力支持。

1. 及时了解和掌握国际音乐疗愈行业的最新动态及发展趋势

国际交流与合作使我们能够及时获取国际音乐疗愈行业的最新信息和发

展动态。通过参加国际会议、研讨会等活动，我们可以与来自世界各地的专家学者和业内人士进行深入交流，了解他们在音乐疗愈领域的最新研究成果和实践经验。这将有助于我们把握国际音乐疗愈行业的发展趋势和前沿动态，为我国音乐疗愈行业的创新发展提供有力支持。

2.提升我国音乐疗愈行业的国际竞争力

通过与国际同行的交流与合作，我们可以学习借鉴他们在音乐疗愈教育、科研、临床实践等方面的先进经验和技术手段。这将有助于提升我国音乐疗愈行业的整体水平和服务质量，提高其在国际市场上的竞争力。同时，我们可以借助国际平台展示我国音乐疗愈行业的成果，提升我国在国际音乐疗愈领域的影响力和话语权。

3.拓展海外市场，推动我国音乐疗愈行业的国际化发展

国际交流与合作不仅有助于我们提升国内音乐疗愈行业的水平，还为我们拓展海外市场提供了宝贵机遇。通过与国外机构建立合作关系、开展项目合作等方式，我们可以将我国的音乐疗愈理念和服务推向国际市场，满足更多国家和地区对音乐疗愈服务的需求。这将有助于推动我国音乐疗愈行业的国际化发展，提升我国在全球音乐疗愈领域的地位和影响力。

二、国际交流与合作的途径与方式

（一）举办国际音乐疗愈学术会议和研讨会

在全球化的大背景下，音乐疗愈作为一种跨文化的现象，正逐渐受到世界各国的关注。为加强国际的学术交流与合作，定期举办国际音乐疗愈学术会议和研讨会显得尤为重要。通过这些活动，我们可以搭建一个开放、包容的学术平台，汇聚全球智慧和力量，共同推动音乐疗愈理论与实践的深入发展。

1.邀请国内外知名专家和学者参与

学术会议和研讨会的成功与否，很大程度上取决于参与者的学术水平和影响力。因此，我们应积极邀请国内外在音乐疗愈领域取得卓越成就的专家

和学者参会。他们不仅可以为我们带来最新的研究成果和前沿信息，还能为我们提供宝贵的经验和建议，帮助我国音乐疗愈事业不断向前发展。

2. 音乐疗愈领域的热点问题和发展趋势

学术会议和研讨会应围绕音乐疗愈领域的热点问题和发展趋势展开深入讨论。这些问题包括音乐疗愈的作用机制、临床应用、教育培训、政策法规等方面。通过集思广益、博采众长，我们得以更全面地了解音乐疗愈的现状和未来发展方向，为我国的音乐疗愈事业提供有力指导。

3. 激发创新思维和合作灵感

学术会议和研讨会不仅是学术交流的场所，更是激发创新思维和合作灵感的摇篮。在这里，不同文化、不同背景、不同观点的专家和学者会聚一堂，共同探讨音乐疗愈的奥秘。这种多元文化的交融与碰撞，往往能激发出新的思维火花和合作灵感，推动音乐疗愈理论与实践的创新发展。

4. 展示我国音乐疗愈研究成果和学术水平

举办国际音乐疗愈学术会议和研讨会，是展示我国音乐疗愈研究成果和学术水平的重要契机。我们应充分利用这一平台，向国际社会展示我国在音乐疗愈领域的最新研究成果和学术进展。这不仅可以提升我国在国际音乐疗愈领域的地位和影响力，还能吸引更多国际合作伙伴和投资者关注我国的音乐疗愈事业。

（二）开展音乐疗愈专业师生互访与交流项目

在深化国际音乐疗愈教育合作与交流方面，开展音乐疗愈专业师生互访与交流项目具有重要意义。通过这一项目，我们可以促进国内外音乐疗愈教育资源的共享与优势互补，提升我国音乐疗愈教育的国际化水平和整体实力。

1. 派遣优秀师生到国外访问学习

我们应积极选拔优秀师生到国外知名音乐疗愈教育机构进行访问学习。这不仅可以让他们亲身体验和学习国际先进的音乐疗愈教育理念与实践方法，还能拓宽他们的国际视野。回国后，他们可以将所学知识和经验应用到我国的音乐疗愈教育中，推动我国音乐疗愈教育的创新与发展。

2. 邀请国外师生来我国交流访问

在派遣师生出国学习的同时，我们应邀请国外音乐疗愈专业的师生来我国交流访问。这将为我国师生提供一个与国际同行直接交流的机会，让他们了解不同文化背景下的音乐疗愈教育理念和方法。通过互相学习、互相借鉴，我们得以共同推动音乐疗愈教育的多元化发展。

3. 增进彼此的了解和友谊

音乐疗愈专业师生互访与交流项目不仅是一个学术和教育交流的平台，更是一座增进彼此了解和友谊的桥梁。通过共同学习、共同生活、共同实践，中外师生可以深入了解彼此的文化传统、价值观念和生活方式。

4. 为未来的深入合作奠定坚实基础

通过音乐疗愈专业师生互访与交流项目，我们可以与国外知名音乐疗愈教育机构建立长期稳定的合作关系。这些合作关系不仅有助于我们及时获取国际最新的音乐疗愈教育资源和信息，还能为我们提供更多合作机会和发展空间。在未来，我们可以共同开展更多高水平、高质量的音乐疗愈研究项目，以推动音乐疗愈事业的蓬勃发展。

（三）合作开展音乐疗愈研究项目和技术开发

随着音乐疗愈领域的不断发展，合作开展音乐疗愈研究项目和技术开发已成为推动行业进步的重要途径。通过集合全球智慧和资源，我们得以共同探索音乐疗愈的更多可能性和应用前景。

1. 结合各自的专业优势和资源优势

在合作开展音乐疗愈研究项目和技术开发时，我们应充分发挥各自的专业优势和资源优势。通过整合不同领域的专业知识和技术手段，我们形成强大的技术支持体系，共同攻克音乐疗愈领域的难题。

2. 探索音乐疗愈在不同领域的应用价值和实现路径

音乐疗愈作为一种跨学科的治疗方法，具有广泛的应用前景。我们可以合作开展跨学科、综合性的研究项目，探索音乐疗愈在心理、生理、教育、康复等领域的应用价值和实现路径。这将有助于拓展音乐疗愈的应用领域和市场空间，为更多人带来健康和福祉。

3. 推动音乐疗愈理论与实践的创新发展

通过合作开展音乐疗愈研究项目和技术开发，我们不断推动音乐疗愈理论与实践的创新发展。在研究过程中，我们会发现新的治疗方法和技术手段，可以完善现有的理论体系和实践模式。这将为音乐疗愈行业的持续发展提供源源不断的动力和支持。

4. 实现经济效益和社会效益的双赢

合作开展音乐疗愈研究项目和技术开发不仅可以带来经济效益，还能实现社会效益。通过共同研究和实践，我们开发出具有市场竞争力的音乐疗愈产品和服务，满足广大消费者的需求，而且，这些研究成果还能为社会带来健康和福祉，提升人们的生活质量和幸福感。

（四）制定音乐疗愈国际标准

积极参与国际标准化合作，制定音乐疗愈国际标准，可以推动音乐疗愈快速发展。

参与制定行业国际标准是展示我国音乐疗愈领域专业水平的有效途径。这能够提升我国音乐疗愈行业的整体形象和国际地位，吸引国际合作伙伴和投资者关注我国的音乐疗愈事业发展，激励从业人员提升自身实力和服务水平，以更好地满足国内外市场的需求。

国际标准能够为各国音乐疗愈事业提供一致的技术规范，进一步消除技术壁垒，有力规范市场秩序，保护消费者权益。这将推动音乐疗愈行业与其他相关领域的融合发展。

三、政策建议与措施

（一）政府加大对国际音乐疗愈教育交流与合作的投入和支持

随着全球化进程的加快和音乐疗愈领域的日益发展，国际音乐疗愈教育交流与合作已成为推动该领域进步的关键环节。为此，政府层面的大力支持与投入显得尤为重要。

1. 设立专项资金支持项目开展

政府应明确认识到国际音乐疗愈教育交流与合作的重要性，并设立专项资金以支持相关项目的开展。这些资金可用于资助学术会议的组织、师生互访的交流费用、研究项目和技术开发的经费等。通过专项资金的设立，项目得以顺利实施，进而促进国际音乐疗愈教育交流与合作的深入开展。

2. 制定税收减免等政策、措施

为鼓励更多企业和个人参与国际音乐疗愈教育交流与合作，政府可以制定一系列税收减免、贷款优惠等政策、措施。这些政策、措施的实施将减轻参与者的经济负担，提高其参与国际交流与合作的积极性和主动性。同时，这将吸引更多社会资金投入该领域，推动国际音乐疗愈教育交流与合作的多元化发展。

3. 加强监管和评估，确保资金有效使用

在加大投入和支持的同时，政府应加强对专项资金的监管和评估工作。通过建立完善的监管机制和评估体系，确保资金的安全使用和有效产出。这将有助于提高资金的使用效率，推动国际音乐疗愈教育交流与合作项目的高质量实施。

（二）建立国际音乐疗愈教育交流与合作平台或机制

为推动国际音乐疗愈教育交流与合作的深入开展，建立专门的平台或机制进行协调和管理显得尤为重要。这将有助于加强国内外同行之间的沟通与合作，促进资源共享和优势互补。

1. 成立国际音乐疗愈教育联盟或协会

成立国际音乐疗愈教育联盟或协会等组织机构，负责组织和实施国际交流与合作项目。这些组织机构可以发挥桥梁或纽带作用，将不同国家和地区的音乐疗愈教育机构、专家学者、企业等紧密联系在一起。通过联盟或协会的活动，促进成员之间的交流与互动，推动国际音乐疗愈教育交流与合作的实质性进展。

2. 建立信息共享平台和数据库

为方便国内外同行之间的信息交流和资源共享，可以建立信息共享平台和数据库等。这些平台可以汇集全球范围内的音乐疗愈教育资源、研究成果、市场动态等，为参与者提供便捷高效的信息查询和获取服务。同时，数据库的建设和管理，实现了数据的共享和挖掘利用，将推动国际音乐疗愈教育交流与合作的创新发展。

3. 完善平台或机制的运营与管理

为确保国际音乐疗愈教育交流与合作平台或机制的有效运行和持续发展，需要完善其运营与管理工作。可以制定明确的章程和规章制度，规范平台或机制的组织架构、运行模式和管理流程等。同时，应加强平台或机制的人才队伍建设，提高专业水平和服务质量。这将有助于提升平台或机制的影响力和凝聚力，推动国际音乐疗愈教育交流与合作的长期稳定发展。

（三）鼓励高校和企业积极参与国际交流与合作项目

高校和企业是国际音乐疗愈教育交流与合作的重要力量。他们的积极参与和深度融人对于推动该领域进步发展具有关键意义。

1. 提供经费支持和项目优先立项等优惠待遇

政府应出台相关政策、措施，为高校和企业提供经费支持与项目优先立项等优惠待遇。这些政策可以减轻高校和企业的经济压力，提高其参与国际交流与合作项目的积极性和主动性。通过经费的保障和项目的优先支持，鼓励更多高校和企业投身国际音乐疗愈教育交流与合作事业。

2. 设立奖项，表彰突出贡献者

为激励高校和企业在国际交流与合作中作出更大贡献，政府可以设立奖项表彰突出贡献者。这些奖项包括学术成果奖、创新实践奖、国际合作奖等，旨在肯定和鼓励在国际音乐疗愈教育交流与合作中取得杰出成就的高校或企业。通过奖项的设立和表彰活动，可以树立榜样和标杆，激发更多高校或企业的创新活力和合作动力。

3. 加强产学研合作，推动成果转化

鼓励高校和企业积极参与国际交流与合作项目的同时，应加强产学研合作，推动成果转化和应用。高校和企业可以共同开展音乐疗愈领域的研究项目与技术开发，将研究成果转化为具有市场竞争力的产品和服务。通过产学研的紧密结合和协同创新，加速国际音乐疗愈教育交流与合作的成果落地和产业化进程。

（四）加强对国际交流与合作成果的总结和推广

对于在国际音乐疗愈教育交流与合作中取得的优秀成果，应及时进行总结和推广，推动全球音乐疗愈事业协同发展。推广方式主要包括以下几种：

1. 出版学术专著或论文

组织专家学者梳理国际交流与合作项目中的优秀案例，编写成案例集或撰写学术论文进行宣传。这样能让更多人了解国际音乐疗愈教育行业的前沿实践成果。

2. 举办展示会

定期邀请国内外同行、专家学者、政府官员等参加成果展示会，分享在国际交流与合作中取得的最新成果，加强彼此之间的了解和合作意愿。

3. 建立共享平台

汇集全球优秀成果，建立共享平台，为国内外同行提供便捷高效的成果查询和获取服务，推动全球音乐疗愈事业的共同发展。

第八章 音乐疗愈的未来发展方向与挑战

第一节 科技在音乐疗愈中的应用和创新

一、现有科技在音乐疗愈中的应用

随着科技的飞速发展，其在音乐疗愈领域的应用也日趋广泛。现有的科技手段不仅为音乐疗愈提供了更加便捷和高效的工具，还为音乐疗愈的创新和发展奠定了坚实的基础。

（一）音乐治疗设备的技术发展

随着科技的日新月异，音乐治疗设备作为音乐疗愈领域中的核心工具，其技术发展呈现出前所未有的势头。这些设备不再是简单的音乐播放工具，而是具备了高度智能化、个性化的治疗辅助系统。

1.多功能集成与智能化

现代音乐治疗设备不仅集成了多种音色、节奏和音量调节等基本功能，更融入了智能化元素。例如，通过内置的智能芯片和算法，设备可以自动分析用户的情绪状态，并以此调整音乐的播放模式和内容，以达到最佳的治疗效果。此外，一些高端设备还具备语音识别和交互功能，使用户能够通过简单的语音指令来操作设备，极大地提升了用户体验。

2.音频处理技术的革新

音频处理技术的进步为音乐治疗设备带来了革命性的变化。通过先进的数字信号处理技术，设备可以对音乐信号进行精确的分析、修改和重构，以满足不同的治疗需求。例如，利用音频滤波器和均衡器，设备可以突出或减弱音乐中的某些频段，以达到特定的治疗目的。此外，一些设备还引入了空间音频技术，通过模拟不同的听音环境，为用户带来沉浸式的音乐体验。

3. 个性化治疗方案的实现

现代音乐治疗设备允许治疗师根据用户的个人喜好、文化背景和治疗目标，制订个性化的治疗方案。设备内置的大量音乐资源和预设模式，为治疗师提供了丰富的选择空间。同时，一些设备支持与外部数据库的连接，使治疗师能够随时获取最新的音乐资源和治疗方案，保持治疗的时效性和前瞻性。

4. 便携性与易用性的提升

随着移动互联网和智能终端技术的普及，音乐治疗设备的便携性和易用性得到了显著提升。许多设备都采用了小巧轻便的设计，方便用户随身携带。同时，设备的操作界面变得更加简洁直观，即使是初次接触的用户也能快速上手。这种便携性和易用性的提升，不仅拓宽了音乐治疗的应用场景，也降低了用户的使用门槛。

（二）数字化音乐疗愈工具与平台

数字化音乐疗愈工具与平台是音乐疗愈领域与现代科技相结合的产物，它们为音乐治疗师和用户提供了更加便捷、高效的治疗手段。

1. 在线音乐疗愈资源的整合与共享

数字化音乐疗愈平台通过整合各种在线音乐疗愈资源，为用户提供了一站式的治疗环境。用户可以在平台上找到各种类型的音乐库、治疗方案、教学视频等，以满足自己的治疗需求。同时，平台支持资源的共享和互动，使用户能够与其他用户或治疗师进行交流和合作，共同提升治疗效果。

2. 个性化治疗方案的制订与实施

数字化音乐疗愈工具允许治疗师根据用户的个人特征和治疗目标制订个性化的治疗方案。通过收集用户的喜好、情绪状态、生活习惯等信息，工具可以智能推荐适合的音乐曲目和治疗模式。同时，工具支持治疗过程的实时监控和调整，确保治疗方案的有效实施。

3.跨平台兼容性与数据安全性

数字化音乐疗愈工具与平台通常具有良好的跨平台兼容性，支持在多种操作系统和设备上使用。这意味着用户可以在手机、平板、电脑等终端上随时访问平台资源和服务，实现真正的移动治疗。同时，平台非常注重用户数据的安全性，通过采用先进的加密技术和隐私保护措施，确保用户信息的安全传输和存储。

4.智能化分析与反馈系统

一些高级的数字化音乐疗愈平台配备了智能化分析与反馈系统。这些系统可以自动收集用户在治疗过程中的数据，如音乐播放记录、情绪变化等，并进行分析和挖掘。通过这些数据，治疗师可以更加深入地了解用户的治疗进展和效果，及时调整治疗方案。同时，用户可以通过反馈系统了解自己的治疗情况，提升治疗的信心和动力。

（三）虚拟现实与增强现实技术在音乐疗愈中的实践

虚拟现实（VR）与增强现实（AR）技术为音乐疗愈领域带来了全新的治疗手段和体验方式。这些技术通过创建虚拟的音乐环境和场景，使用户能够沉浸其中，感受音乐带来的愉悦。

1.沉浸式音乐体验环境的创建

利用 VR 技术，可以为用户创建一个完全沉浸式的音乐体验环境。在这个环境中，用户仿佛置身于音乐会现场或自然环境中，与音乐产生更加深刻的情感共鸣。这种沉浸式体验不仅有助于缓解用户的压力和焦虑情绪，还能提升用户对音乐的感知和理解能力。

2.互动式音乐治疗手段的实现

AR 技术为音乐治疗提供了更加丰富的互动式治疗手段。通过在手机、平板等设备上显示虚拟的乐器或音乐符号，用户可以与之进行互动和演奏。这种互动式治疗方式不仅增加了治疗的趣味性，还能帮助用户锻炼协调能力和音乐技能。

3. 与传统音乐疗愈的结合与创新

VR 与 AR 技术并不是完全取代传统的音乐疗愈手段，而是与之相结合，创造出更加多样化和创新性的治疗方法。例如，在 VR 环境中进行冥想练习时，可以播放柔和舒适的音乐作为背景音；在进行舞蹈治疗时，可以利用 AR 技术显示虚拟的舞蹈指导和音乐节奏提示等。这种结合与创新使得音乐治疗更加灵活多变，能够满足不同用户的需求和偏好。

4. 技术挑战与未来发展

虽然 VR 与 AR 技术在音乐疗愈领域展现出巨大的潜力，但目前仍处于探索和发展阶段。技术上的挑战如设备舒适性差、图像清晰度低、延迟等问题仍需进一步解决。同时，如何将这些技术与传统的音乐疗愈理论和方法更好地结合，仍是未来研究的重要方向。随着技术的不断进步和应用场景的拓展，VR 与 AR 技术将在音乐疗愈领域发挥更加重要的作用。

二、科技创新对音乐疗愈的推动作用

科技创新是推动音乐疗愈不断发展的重要动力。随着科技的不断进步和创新应用的不断涌现，音乐疗愈也将迎来更加广阔的发展机遇。

（一）人工智能在音乐创作与个性化推荐中的应用

随着科技的飞速发展，人工智能（Artificial Intelligence，AI）已经渗透到我们生活的方方面面，而在音乐领域，AI 的应用更是为音乐创作和个性化推荐带来了革命性的变化。特别是在音乐疗愈领域，AI 技术的引入不仅提高了治疗效果，还极大地提升了用户体验。

1. AI 驱动的音乐创作

传统的音乐创作往往依赖于作曲家的灵感和技巧，而 AI 技术的出现为音乐创作提供了新的可能。通过深度学习和神经网络等算法，AI 可以自动地生成旋律、和弦、节奏等音乐元素，从而创作出符合特定治疗需求的音乐曲目。这些曲目不仅具有独特的艺术价值，还能根据用户的情绪状态和治疗目标进行智能调整，实现个性化的音乐治疗。

2. 基于用户画像的个性化推荐

AI 技术结合大数据分析，构建出精准的用户画像。在音乐疗愈中，这意味着可以根据用户的个人喜好、文化背景、生活习惯等信息，为用户推荐最适合他们的音乐曲目和治疗方案。这种个性化推荐不仅提高了治疗效果，还能让用户感受到更加贴心和专业的服务。

3. 智能音乐治疗师助手

AI 技术还可以作为音乐治疗师的得力助手。通过自然语言处理和语音识别等技术，AI 与用户进行智能交互，了解他们的需求和反馈。同时，AI 能根据用户的实时生理指标（如心率、呼吸频率等）来调整音乐播放模式和内容，确保治疗过程的安全和有效。

（二）大数据分析在音乐疗愈效果评估中的价值

大数据分析技术以其强大的数据处理和分析能力，在音乐疗愈领域发挥着越来越重要的作用。通过对海量数据的挖掘和分析，我们可以更加客观地评估音乐疗愈的效果和价值，为优化治疗方案提供有力支持。

1. 治疗效果的量化评估

传统的音乐疗愈效果评估往往依赖于治疗师的主观判断和用户的反馈，而大数据分析技术的引入使得治疗效果的评估更加客观和准确。通过收集用户在治疗过程中的各种数据（如生理指标、情绪变化等），我们可以利用统计分析和机器学习等方法对这些数据进行深入挖掘和分析，从而量化评估音乐疗愈对用户身心健康的影响。

2. 治疗方案的优化与改进

基于大数据分析的结果，我们可以发现哪些音乐曲目、治疗模式或环境因素对用户的治疗效果产生了积极影响，哪些因素可能会导致治疗效果的不佳。这些信息对于优化和改进治疗方案具有重要意义。例如，我们可以根据用户的反馈和数据分析结果调整音乐曲目的选择、播放顺序和音量等参数，以提高治疗效果和用户满意度。

3. 预测模型的构建与应用

大数据分析技术还可以帮助我们构建预测模型，从而预测不同用户在不同治疗方案下的可能反应和效果。这些预测模型基于用户的个人特征、历史治疗数据和其他相关信息进行构建和训练。一旦模型建立完成并经过验证，它们就可以用于指导治疗师制订更加个性化和精准的治疗方案，提高治疗效果和用户满意度。

4. 数据驱动的研究与发展

大数据分析技术不仅为音乐疗愈效果的评估提供了有力支持，还为该领域的研究和发展提供了丰富的数据资源。通过对大量用户数据的分析挖掘，我们可以发现新的治疗靶点、探索新的治疗方法和手段，推动音乐疗愈领域的不断进步和创新发展。同时，这些数据可以为政策制定者提供重要参考依据，促进音乐疗愈事业的规范化和可持续发展。

（三）物联网技术在音乐疗愈服务中的潜力

物联网技术的飞速发展正在改变我们的生活方式和工作模式，而在音乐疗愈领域，物联网技术的应用更是展现出巨大的潜力。通过连接各种智能设备和传感器，物联网技术为音乐疗愈服务带来了更加便捷、高效和个性化的体验。

1. 智能家居与音乐疗愈的融合

智能家居系统作为物联网技术的典型应用之一，可以与音乐疗愈服务完美结合。通过智能家居系统，用户得以方便地控制家中的音响设备、灯光和窗帘等，为自己营造一个舒适、放松的音乐疗愈环境。同时，智能家居系统可以根据用户的个人喜好和治疗需求自动调整音乐播放模式及内容，实现个性化的音乐治疗体验。

2. 可穿戴设备与实时监测

可穿戴设备如智能手环、手表等具有实时监测用户生理指标的功能。在音乐疗愈过程中，这些设备可以实时监测用户的心率、呼吸频率、血压等生理指标，并将数据传输到治疗师或智能分析系统中。这样一来，治疗师可以更加准确地了解用户的实时状态，及时调整音乐治疗方案和刺激强度，确保治疗过程的安全性和有效性。

3.远程音乐疗愈服务的实现

物联网技术还可以支持远程音乐疗愈服务。通过连接互联网和远程医疗设备，用户可以足不出户地接受专业的音乐疗愈服务。这种服务模式不仅为行动不便或偏远地区的用户提供了便利，还扩大了音乐疗愈服务的覆盖范围和影响力。同时，远程音乐疗愈服务可以降低医疗成本和减少医疗资源浪费，具有重要的社会价值和经济价值。

4.挑战与未来发展方向

尽管物联网技术在音乐疗愈服务中展现出巨大的潜力，但在实际应用中仍面临着一些挑战。例如，如何确保数据传输的安全性和隐私保护、如何提高设备的兼容性和互操作性等问题都需要认真考虑。其未来发展方向包括进一步完善物联网技术标准和法规体系、推动跨行业合作与创新以及加强用户教育和培训等方面。随着技术的不断进步和应用场景的拓展，物联网技术将在音乐疗愈领域发挥更加重要的作用。

三、未来科技发展趋势及其对音乐疗愈的影响

随着科技的不断发展和创新应用案例的不断涌现，音乐疗愈将迎来更加广阔的发展空间和机遇。

（一）可穿戴设备与音乐疗愈的结合

随着科技的飞速发展，可穿戴设备已经渗透到我们的日常生活中，从健康监测到娱乐体验，其应用范围越来越广泛。在音乐疗愈领域，可穿戴设备的引入为个性化治疗提供了新的可能，使得音乐疗愈更加精准、便捷和高效。

1.实时监测与数据反馈

可穿戴设备如智能手环、健康监测手表等，能够实时监测用户的生理数据，如心率、血压、呼吸频率等。在音乐疗愈过程中，这些数据可以为治疗

师提供即时的反馈，帮助他们了解用户对音乐的反应，从而调整音乐曲目或播放方式，以达到最佳的治疗效果。

2. 情绪识别与音乐调整

除了生理数据以外，一些高级的可穿戴设备还能通过用户的皮肤电反应、语音语调等来识别用户的情绪状态。在音乐疗愈中，情绪的稳定和心态的乐观对于治疗效果至关重要。因此，通过可穿戴设备识别用户的情绪，并据此调整音乐的节奏、音量或类型，可以帮助用户更快地进入放松或愉悦的状态，从而提升治疗的效果。

3. 个性化治疗方案的制订

可穿戴设备长时间佩戴在用户身上，能够收集到大量的日常数据，如活动量、睡眠质量、压力水平等。这些数据结合用户的音乐偏好，可以为治疗师提供丰富的信息，从而制订个性化的音乐疗愈方案。例如，对于睡眠质量不佳的用户，治疗师可以选择在睡前播放柔和轻松的音乐，而对于压力较大的用户，则选择节奏明快、能够激发正能量的音乐。

4. 提高用户的参与感和控制权

可穿戴设备的引入使得用户能够更加主动地参与音乐疗愈的过程。他们可以通过设备上的界面或应用程序来选择自己喜欢的音乐、调整音乐的播放方式和时间，甚至根据设备的反馈来调整自己的呼吸或放松方式。这种参与感和控制权能够提升用户对治疗的信心和满意度，从而提高治疗的效果。

（二）神经科技与音乐对大脑的直接作用研究

神经科技作为研究大脑和神经系统的重要工具，为我们揭示了大脑与音乐之间深层次的联系。随着科技的不断进步，我们对音乐如何影响大脑以及如何利用音乐来改善大脑功能有了更深入的了解。

1. 脑电波监测与音乐刺激

通过脑电图等神经科技手段，我们可以实时监测大脑在不同音乐刺激下的电活动变化。研究发现，不同的音乐类型和节奏可以引发大脑不同区域的特定反应。例如，轻松的音乐可以降低大脑的紧张度，提高注意力和专注力；

而节奏明快的音乐则可以激发大脑的活力，提高创造力和记忆力。这些发现为音乐疗愈提供了科学的依据和指导。

2. 神经调节与音乐治疗

神经调节技术如经颅磁刺激和经颅直流电刺激等，可以通过非侵入性的方式直接作用于大脑特定区域，改变其神经活动水平。结合音乐刺激，这些技术为治疗焦虑、抑郁等精神障碍疾病以及提高认知功能提供了新的可能。例如，在治疗焦虑症时，治疗者可以先通过音乐引导患者进入放松状态，然后利用神经调节技术降低大脑中与焦虑相关的神经活动水平，从而达到治疗的目的。

3. 大脑可塑性与音乐训练

大脑可塑性是指大脑在结构和功能上具有适应环境变化的能力。研究发现，长期的音乐训练可以改变大脑的结构和功能，提高大脑的认知储备和适应能力。例如，音乐家通常具有更发达的大脑听觉皮质和运动皮质，这使得他们在处理音乐信息时更加高效和准确。这一发现为利用音乐训练改善大脑功能提供了有力支持。

4. 个性化音乐治疗方案的制订

结合神经科技的手段，我们可以更加精准地了解不同人的大脑对音乐的反应特点和需求。这为制订个性化的音乐治疗方案提供了可能。例如，对于患有孤独症的儿童，我们可以根据他们的大脑对音乐的特殊反应来选择适合他们的音乐类型和播放方式，以帮助他们更好地与外界沟通和交流。

第二节　个性化音乐疗愈方案的研发和应用

一、个性化音乐疗愈的需求与意义

音乐，作为一种无国界的语言，自古以来就被视为能够触动心灵、治愈身心的艺术形式。随着现代科学的进步，音乐疗愈逐渐从一种感性的体验转变为具有科学依据的治疗方法。特别是在面对不同人群多元化的音乐偏好与疗愈需求时，个性化音乐疗愈方案显得尤为重要。

（一）不同人群的音乐偏好与疗愈需求

音乐，作为人类文化的重要组成部分，具有跨越时空的普遍性和深入人心的特殊魅力。从古至今，音乐一直被用作疗愈身心的重要手段。然而，不同的人群由于年龄、性别、文化背景、健康状况等因素的差异，对音乐的偏好和疗愈需求呈现出多样化的特点。

1.儿童的音乐偏好与疗愈需求

儿童天生对音乐有着强烈的感知和反应能力。他们通常偏好节奏明快、旋律优美的儿童歌曲和动画片音乐。这些音乐不仅能够激发儿童的好奇心和探索欲，还能帮助他们建立积极的情感态度和良好的社交技能。在疗愈方面，音乐可以帮助儿童缓解焦虑、恐惧等负面情绪，提高他们的自信心和自尊心。例如，在医疗环境中，通过播放儿童喜欢的音乐，可以缓解他们在接受治疗时的紧张并减轻疼痛感。

2.青少年的音乐偏好与疗愈需求

青少年时期是人生观、价值观形成的关键时期，也是情感波动较为剧烈的时期。青少年通常偏好流行、摇滚、电子等类型的音乐，这些音乐表达了他们的个性、情感和态度。在疗愈方面，音乐可以帮助青少年调节情绪、减轻压力、提高自信心和归属感。例如，在学习和生活中遇到困难时，聆听励志的歌曲或参加音乐活动，可以激发青少年的动力。

3.成年人的音乐偏好与疗愈需求

成年人的音乐偏好更加多元化，涵盖了流行、古典、民谣、爵士等多种类型。他们通常根据个人的情感需求、审美趣味和生活环境来选择音乐。在疗愈方面，音乐可以帮助成年人缓解工作压力、提高睡眠质量、调整情绪状态等。例如，在紧张忙碌的工作之余，人们通过聆听轻松舒缓的音乐或参加音乐会等活动，可以放松身心、恢复精力。

4. 老年人的音乐偏好与疗愈需求

随着年龄的增长，老年人的生理机能逐渐衰退，心理需求也发生了变化。他们通常偏好节奏舒缓、音量适中的音乐，如古典音乐、民乐等。这些音乐能够帮助他们回忆往事、感受美好时光，从而带来心灵上的慰藉和愉悦。在疗愈方面，音乐可以帮助老年人缓解孤独感、增强记忆力、改善情绪状态等。例如，在养老机构或家庭中播放老年人喜欢的音乐，可以提高他们的生活质量和幸福感。

5. 疾病患者的音乐偏好与疗愈需求

对于疾病患者来说，音乐不仅是一种娱乐方式，更是一种有效的治疗手段。不同的疾病类型对音乐的需求也不同。例如，抑郁症患者需要通过聆听欢快的音乐来提振情绪；焦虑症患者需要聆听宁静的音乐来放松身心；疼痛患者则通过音乐来分散注意力、减轻疼痛感。因此，在制订音乐疗愈方案时，需要充分考虑患者的疾病类型、病情严重程度和个人喜好等因素。

（二）个性化方案在提高疗愈效果中的作用

随着音乐疗愈的逐渐普及和深入研究，个性化方案在提高疗愈效果中的重要性日益凸显。个性化方案不仅考虑了不同人群的音乐偏好，还综合了生理、心理和社会背景等多方面因素，为每个人量身定制最适合的音乐疗愈方案。

1. 精准匹配音乐类型与疗愈目标

个性化方案通过科学的评估和分析，能够精准找到最适合每个人的音乐类型和刺激方式。例如，对于焦虑症患者，可以选择节奏舒缓、旋律优美的音乐来帮助他们放松身心；对于抑郁症患者，则可以选择节奏明快、充满活力的音乐来提振他们的情绪。这种精准匹配可以确保音乐与疗愈目标的一致性，从而提高疗愈效果。

2. 综合考虑多方面因素制订个性化方案

除了音乐类型外，个性化方案还综合考虑了个人的生理状况、心理状态、文化背景和社会环境等多方面因素。这些因素都会影响个人对音乐的感受和需求，因此需要在制订方案时予以充分考虑。例如，对于不同文化背景的人群，可以选择具有文化共鸣的音乐来提高疗愈效果；对于处于不同社会环境的人群，则需要根据他们的实际情况来调整音乐疗愈的内容和方式。

3. 实时调整方案以适应个人变化

个性化方案并非一成不变，而是需要根据个人的反馈和进展进行实时调整。在疗愈过程中，个人的生理和心理状态可能会发生变化，因此需要及时调整音乐类型和刺激方式来适应这些变化。这种灵活性可以确保疗愈效果的持续性和稳定性，避免因为个人变化而导致疗愈效果的减弱或消失。

4. 增强个人的参与感和主动性

个性化方案鼓励个人积极参与音乐疗愈的过程，根据自己的感受和需求来调整音乐类型和刺激方式。这种参与感和主动性可以提升个人对疗愈的信心和满意度，从而提高疗愈效果。同时，通过主动参与音乐活动，个人可以培养自己的音乐兴趣和审美能力，为未来的身心健康打下坚实基础。

二、个性化音乐疗愈方案的研发方法

要研发出真正符合个人需求的音乐疗愈方案，需要综合运用多种科学方法和技术手段。

（一）基于心理评估与生物反馈的定制方案

在音乐疗愈领域中，基于心理评估和生物反馈的定制方案正逐渐成为提高疗愈效果的重要手段。这种方案通过深入了解个人的心理状态和生理反应，为其量身定制最适合的音乐疗愈方案。

1. 心理评估的重要性及应用

心理评估是制订个性化音乐疗愈方案的基础。它旨在通过一系列标准化的测试和评估工具，全面了解个人的性格特征、情绪状态、认知能力和心理压力等。这些评估结果不仅有助于确定个人对音乐的偏好和需求，还能为疗愈师提供制订方案的依据。

在实施心理评估时，常用的方法包括问卷调查、心理量表、访谈等。这些工具能够系统地收集个人的主观感受和客观信息，从而更全面地了解其心理状态。例如，通过抑郁自评量表可以评估个人是否存在抑郁症状及其严重程度；通过焦虑自评量表则可以了解个人的焦虑水平。这些信息对于选择合适的音乐类型和疗愈方法至关重要。

2.生物反馈技术在音乐疗愈中的应用

生物反馈技术是一种通过监测生理信号来反映个体心理状态的方法。在音乐疗愈中，生物反馈技术可以帮助疗愈师实时了解个人在聆听音乐时的生理反应，如心率、呼吸频率、皮肤电导等。这些数据不仅可以揭示音乐对个人的影响程度，还能为调整疗愈方案提供科学依据。例如，当个人在聆听某类音乐时表现出心率下降、呼吸平缓等生理反应时，说明这类音乐对其具有放松和镇静的作用；反之，如果个人出现心率上升、呼吸急促等反应，疗愈师则需要更换其他类型的音乐或调整音乐的刺激强度。通过不断的监测和调整，疗愈师确保了音乐疗愈方案始终与个人的需求保持高度一致。

3.心理评估与生物反馈的结合

将心理评估和生物反馈技术相结合，可以显著提高音乐疗愈的精准度和效果。首先，通过心理评估确定个人的音乐偏好和疗愈需求。其次，利用生物反馈技术实时监测个人在聆听音乐时的生理反应。最后，根据这些反馈信息及时调整音乐类型和刺激方式，以确保疗愈效果的最大化。这种个性化的、以数据为驱动的疗愈方法不仅确保了疗愈的针对性和有效性，还提高了个人对疗愈过程的参与感和满意度。

（二）大数据与用户行为分析在方案制订中的应用

在数字化时代，大数据和用户行为分析为音乐疗愈方案的制订提供了新的视角和工具。通过收集和分析大量用户的听歌记录、评论、点赞等行为数据，可以更深入地了解不同人群的音乐偏好和疗愈需求，为制订更具针对性的个性化方案提供了有力支持。

1.大数据在音乐偏好挖掘中的应用

大数据技术可以从海量的用户行为数据中挖掘出有价值的信息和模式。在音乐领域，通过分析用户的听歌记录、播放频率、收藏列表等数据，可以揭示出不同人群对音乐的偏好和需求。例如，一些用户倾向于聆听古典音乐来放松身心；而另一些用户则喜欢通过摇滚音乐来释放压力。这种差异化的需求为疗愈师制订个性化的音乐疗愈方案提供了重要参考。

2. 用户行为分析在疗愈需求识别中的作用

除了音乐偏好外，用户行为数据还反映出个人的疗愈需求。例如，通过分析用户在特定时间段内听歌的频率和时长，可以推测其可能面临的工作压力或生活困境；而通过分析用户在歌曲下方的评论和点赞行为，则可以了解其情绪状态和社交需求。这些信息对于制订针对性的疗愈方案至关重要。例如，对于工作压力较大的用户，疗愈师可以选择一些轻松舒缓的音乐来帮助其放松身心；而对于社交需求较强的用户，则可以通过组织音乐活动来提升其人际交往能力。

3. 大数据与用户行为分析的实时调整功能

大数据和用户行为分析不仅可以在方案制订前提供重要参考，还可以在方案实施过程中发挥实时调整的作用。通过持续跟踪和分析用户的听歌行为、反馈意见和生理反应等数据，及时发现方案中存在的问题和不足，并据此进行相应的调整和优化。这种动态调整的过程可以确保音乐疗愈方案始终与个人的实际需求保持高度一致，从而提高疗愈效果和用户满意度。例如，如果发现某类音乐对特定用户群体的疗愈效果不佳时，可以及时更换其他类型的音乐或调整音乐的刺激方式以满足其需求。

三、个性化音乐疗愈方案的实践案例与效果评估

个性化音乐疗愈方案已经在多个领域得到了广泛应用，并取得了显著效果。

（一）成功案例分享

个性化音乐疗愈方案在不同场所的应用已经取得了显著的成效，具体体现在以下几个方面：

1. 医院中的个性化音乐疗愈

在医院环境中，患者常常面临身体疼痛和心理压力。个性化音乐疗愈方案在这里发挥了重要作用。例如，在某大型综合医院，医生们根据患者的病情和心理状态，为他们定制了专属的音乐疗愈方案，其主要包括聆听放松音乐、参与音乐活动以及学习音乐技巧等。通过实施这些方案，患者们的焦虑情绪得到了有效缓解，疼痛感也明显减轻。同时，医护人员观察到，患者在接受音乐疗愈后，睡眠质量得到了显著提高，康复速度也有所加快。

2. 养老院中的个性化音乐疗愈

在养老院中，老年人常常面临孤独、抑郁等心理问题。针对这些问题，个性化音乐疗愈方案同样展现出其独特的价值。以某高端养老院为例，该养老院为每位老人都建立了详细的音乐档案，包括他们喜欢的歌曲、音乐类型以及聆听音乐的时间等。根据这些信息，养老院为老人们制订了个性化的音乐播放计划。每天在不同的时间段播放老人们喜欢的音乐，打造温馨、舒适的居住环境。实施这些方案后，老人们的精神状态得到了显著改善，他们变得更加开朗、活跃。同时，养老院发现，老人们在接受音乐疗愈后，对药物的需求明显减少了。

3. 学校中的个性化音乐放松

学校是学生成长的重要场所，也是他们面临学习压力和焦虑情绪的主要来源。为了帮助学生缓解压力、提高学习效率，许多学校开始尝试引入个性化音乐放松方案。例如，在某知名中学，学校为学生们提供了专门的音乐放松室。这些房间装饰温馨、舒适，配备了高质量的音响设备和丰富的音乐资源。学生们可以在课间休息或放学后来到这里，根据自己的喜好选择音乐进行放松。通过实施这些方案，学生们的学习压力得到了有效缓解，焦虑情绪也明显减轻。同时，教师们观察到，学生们在接受音乐放松后，上课时的注意力更加集中，学习效率有所提高。

（二）效果评估方法与结果反馈

为了科学评估个性化音乐疗愈方案的效果，需要采用多种评估方法并收集用户反馈意见。以下将详细介绍效果评估方法、实施过程以及结果反馈。

1. 效果评估方法

（1）问卷调查。问卷调查是通过设计针对性的问卷，收集参与者在接受音乐疗愈前后的身心感受、情绪变化等主观评价信息。这些信息有助于了解音乐疗愈对个人的具体影响。

（2）生理指标测量。生理指标测量是通过监测参与者在聆听音乐时的生理指标变化，如心率、血压、呼吸频率等，客观评估音乐对个人的生理影响。这些数据可以为调整音乐类型和刺激方式提供依据。

（3）心理量表评估。心理量表评估是利用专业的心理量表，如焦虑自评量表、抑郁自评量表等，对参与者的心理状态进行量化评估。这些评估结果可以反映音乐疗愈对个人心理健康的改善程度。

2. 实施过程

在实施效果评估时，需要确保评估工具的可靠性和有效性。首先，要选择经过验证的问卷和心理量表，确保它们能够准确反映参与者的真实感受和心理状态。其次，要对生理指标测量设备进行校准和测试，以确保数据的准确性。最后，在收集数据时，要确保参与者的知情同意和隐私保护。

3. 结果反馈

通过实施上述评估方法，可以获得关于个性化音乐疗愈方案效果的大量数据和信息。为了充分利用这些数据，需要建立有效的反馈机制。首先，要及时整理和分析评估结果，发现方案中存在的问题和不足。其次，要将评估结果反馈给相关人员，包括疗愈师、参与者以及方案制订者等，以便他们了解方案的实际效果并提出改进意见。最后，要根据反馈意见和建议对方案进行持续改进和优化，以提高针对性和有效性。

在实际应用中，许多个性化的音乐疗愈方案都取得了显著的效果提升和积极的用户反馈。通过问卷调查和心理量表评估发现，参与者在接受音乐疗愈后普遍表现出更低的焦虑水平和更高的生活质量。同时，生理指标测量数据显示，音乐对个人的生理状态产生了积极的影响。这些成果不仅验证了方案的可行性和有效性，也为未来的研究和应用提供了宝贵的经验。

第三节　音乐疗愈与其他疗愈方法的整合协同

一、音乐疗愈与其他疗法的互补性

音乐疗愈作为一种独特的疗愈手段，在与其他疗法结合时，能够产生互补效应，从而更全面地促进患者的身心康复。

（一）音乐与心理疗法的结合

心理疗法是一种关注个体心理状态和情感需求的治疗方法，旨在通过改变思维模式和行为习惯来达到治疗目的。音乐作为一种独特的艺术形式，具有深刻的情感表达和调节作用。将音乐与心理疗法相结合，可以为患者提供更加丰富、多维的情感体验，从而提高治疗效果。

1.音乐在心理疗法中的应用

在心理疗法中，音乐可以被用作一种治疗工具，帮助患者表达和处理内心的情感。通过聆听音乐，患者可以进入一种放松的状态，更容易开放自己，分享自己的感受和经历。心理咨询师可以利用音乐的情感表达作用，引导患者深入探索自己的内心世界，发现潜在的心理问题，并寻找解决之道。

2.音乐对心理状态的调节作用

音乐具有独特的节奏、旋律、和声等要素，能够直接作用于人的情感中枢，引发不同的情感体验。在心理疗法中，心理咨询师根据患者的具体情况，选择适合的音乐来调节他们的心理状态。例如，对于焦虑或抑郁的患者，可以选择舒缓、柔和的音乐来帮助他们放松身心、缓解压力；而对于缺乏自信或自卑的患者，则可以选择激昂、振奋的音乐来激发他们的积极性和自信心。

3.音乐与心理疗法的协同效应

将音乐与心理疗法相结合，可以产生协同效应，提高治疗效果。音乐可以为患者提供一个安全、舒适的治疗环境，使他们更容易开放自己、接受咨询师的引导；而心理疗法则可以帮助患者深入了解自己的内心世界，解决潜在的心理问题。这种协同作用可以使患者在治疗过程中获得更全面、更深入的支持和帮助。

（一）音乐与物理疗法的协同作用

物理疗法是一种通过物理手段来改善患者生理机能和缓解疼痛的治疗方法。音乐作为一种具有独特性的艺术形式，可以与物理疗法相结合，产生协同作用，提高治疗效果。

1. 音乐在物理疗法中的应用

在物理疗法中，音乐可以被用作一种辅助手段，帮助患者更好地进行康复训练。例如，在康复训练中，物理治疗师可以利用音乐的节奏性来引导患者进行有规律的运动，提高他们的运动协调性和耐力。同时，音乐可以为患者提供愉悦的治疗体验，减轻康复过程中的枯燥和痛苦感。

2. 音乐对生理机能的调节作用

音乐具有节奏性、旋律性、和声性等特性，能够对人体产生生理效应。例如，一些研究表明，聆听舒缓的音乐可以降低人的心率和血压，缓解紧张情绪；而一些快节奏的音乐则可以激发人的活力和兴奋感。在物理疗法中，物理治疗师可以根据患者的具体情况，选择适合的音乐来调节他们的生理机能，促进康复进程。

3. 音乐与物理疗法的协同效应

将音乐与物理疗法相结合，可以产生协同效应，提高治疗效果。音乐可以为患者提供一个愉悦、舒适的治疗环境，使他们更容易配合物理治疗师的工作；而物理疗法则可以通过改善患者的生理机能来缓解疼痛和不适感。这种协同作用使患者在治疗过程中获得更全面、更有效的支持和帮助。

（二）音乐在药物治疗中的辅助作用

药物治疗是许多疾病治疗的基础手段，但药物往往伴随着一些不良反应和依赖性。音乐作为一种非药物治疗手段，可以在一定程度上减轻药物不良反应和改善患者的心理状态。因此，将音乐与药物治疗相结合，在保障治疗效果的同时，能够减少药物使用量和不良反应发生率。

1. 音乐在减轻药物不良反应方面的应用

一些研究表明，音乐可以在一定程度上减轻某些药物的不良反应。例如，对于使用镇痛药的患者来说，药物可能会引发恶心、呕吐等胃肠道反应。聆听舒缓的音乐则可以刺激副交感神经系统，减轻胃肠道的紧张和不适感。因此，在药物治疗过程中加入音乐疗愈，可以帮助患者更好地耐受药物不良反应，提高治疗依从性。

2. 音乐在改善心理状态方面的作用

除了减轻药物不良反应外，音乐还可以在药物治疗过程中改善患者的心理状态。许多患者在接受治疗时会感到焦虑、恐惧或抑郁等负面情绪，这些情绪可能会影响治疗效果和康复进程。聆听适合的音乐则可以帮助患者缓解这些负面情绪，提高心理健康水平。例如，一些轻松愉悦的音乐可以使患者感到放松和舒适，减轻焦虑和恐惧感；而一些激昂振奋的音乐则可以激发患者的积极性和自信心，帮助他们更好地面对挑战。

3. 音乐与药物治疗的协同策略

为了充分发挥音乐在药物治疗中的辅助作用，需要制订协同策略。医生应根据患者的具体情况来选择合适的药物和音乐疗愈方案；与音乐治疗师合作，共同制订个性化的治疗计划，确保音乐与药物治疗的相互配合和协同作用；密切关注患者的反应，及时调整治疗方案，以确保最佳的治疗效果。

二、整合协同的实践模式与案例

为了充分发挥音乐疗愈与其他疗法的互补性优势，需要探索和实践整合协同的疗愈模式。

（一）多学科团队合作模式

在现代医疗领域，多学科团队合作模式已经成为一种趋势，它强调不同专业背景的医疗人员共同协作，为患者提供全面、个性化的治疗方案。音乐治疗师作为团队中的一员，发挥着独特的作用。以下将详细论述多学科团队合作模式及其在音乐治疗中的应用：

1. 多学科团队合作模式的定义与特点

多学科团队合作模式是指将来自不同学科领域的专业人员组成一个团队，共同为患者提供全方位、多维度的治疗服务。这种模式的特点在于打破了传统医疗模式中各学科之间的壁垒，实现了资源共享和优势互补。团队成员之间通过密切沟通与协作，能够更全面地了解患者的病情和需求，从而制订更加精准、个性化的治疗方案。

2. 音乐治疗师在多学科团队中的角色与职责

在多学科团队中，音乐治疗师扮演着重要的角色。他们利用音乐的独特魅力，帮助患者缓解压力、减轻疼痛、提高睡眠质量等。同时，音乐治疗师与其他团队成员紧密合作，共同制订和执行治疗方案。他们的工作不仅需要关注患者的音乐体验，还注重将音乐与其他治疗手段相结合，以达到最佳的治疗效果。

3. 多学科团队合作模式在音乐治疗中的应用案例

以癌症治疗为例，多学科团队合作模式在音乐治疗中发挥了显著的作用。在这个团队中，音乐治疗师与心理医生、物理治疗师、营养师等共同协作，为患者提供全面的治疗服务。他们根据患者的具体情况，制订个性化的音乐治疗方案，帮助患者缓解焦虑、抑郁等负面情绪，提高生活质量。同时，团队成员之间定期召开会议，分享治疗进展和患者反馈，以便及时调整治疗方案。

4. 多学科团队合作模式的优势与挑战

多学科团队合作模式的优势在于能够整合不同专业领域的资源和知识，为患者提供更加全面、个性化的治疗服务。然而，这种模式也面临着一些挑战，如团队成员之间的沟通与协作问题、不同学科之间的理念和方法差异等。为了克服这些困难，团队需要建立有效的沟通机制和协作流程，加强不同学科之间的交流与学习。

（二）综合疗愈中心的服务模式

综合疗愈中心作为一种集多种治疗手段于一体的医疗机构，致力于为患者提供一站式的全面治疗服务。在这种模式下，音乐疗愈被纳入中心的治疗体系中，与其他疗法相互补充和协同作用，共同促进患者的身心健康。以下将详细论述综合疗愈中心的服务模式及其在音乐治疗中的应用：

1. 综合疗愈中心的定义与特点

综合疗愈中心是一所集合了多种治疗手段和方法的医疗机构，旨在为患者提供全面、个性化的治疗服务。这种中心通常拥有完善的治疗设施和专业的医疗团队，能够针对患者的具体情况制订个性化的治疗方案。综合疗愈中心的特点在于注重患者的整体健康和心理需求，强调治疗手段的综合性和协同性。

2. 音乐疗愈在综合疗愈中心的应用

在综合疗愈中心中，音乐疗愈被广泛应用于各种疾病的治疗和康复过程中。音乐治疗师根据患者的具体情况，制订个性化的音乐治疗方案，帮助患者缓解压力、减轻疼痛、提高睡眠质量等。同时，他们与其他医疗人员紧密合作，共同为患者提供全面的治疗服务。在综合疗愈中心中，音乐疗愈可以与其他治疗手段如心理治疗、物理治疗等相互补充和协同作用，共同促进患者的身心健康。

3. 综合疗愈中心的音乐设施与活动

为了更好地实施音乐治疗，综合疗愈中心通常配备有专门的音乐治疗室和音乐放松区。这些区域提供了多样化的音乐体验和服务，如音乐欣赏、音乐创作、音乐表演等。此外，中心还定期举办音乐会或音乐工作坊等活动，邀请专业的音乐家与音乐治疗师为患者表演或指导他们进行音乐创作和表演活动。这些活动不仅丰富了患者的治疗生活，还为他们提供了社交支持和自信心提升的机会。

4. 综合疗愈中心服务模式的优势与挑战

综合疗愈中心服务模式的优势在于能够为患者提供一站式的全面治疗服

务，避免了患者在不同医疗机构之间奔波的麻烦。同时，这种模式能够整合各种治疗手段和资源，提高治疗效果和患者满意度。然而，综合疗愈中心也面临着一些挑战，如不同治疗手段之间的协调与整合问题、患者需求的多样性和复杂性等。为了克服这些困难，中心需要建立完善的治疗流程和协作机制，加强患者需求调研和反馈收集工作。

三、整合协同面临的挑战与解决策略

虽然音乐疗愈与其他疗法的互补性具有广阔的应用前景和潜力，但在实际操作中也面临着一些挑战。

（一）专业团队的建设与培训

在现代医疗领域，音乐疗愈作为一种新兴的治疗手段，正逐渐受到广泛的关注和应用。然而，要实现音乐疗愈与其他疗法的有效整合和协同作用并非易事。这首先需要建立一支具备多学科知识和技能的专业团队。针对目前医疗机构中音乐治疗专业人才的匮乏以及相关培训资源的不足，以下将详细探讨如何加强专业团队的建设与培训。

1. 音乐治疗师的培养与引进

要提高音乐疗愈在医疗机构中的地位和作用，首先需要解决人才短缺的问题。一方面，医疗机构可以通过与高校、音乐学院等合作，共同培养具备音乐治疗专业知识和技能的人才。这些人才不仅需要掌握音乐学、心理学、医学等相关学科的知识，还需要具备丰富的临床实践经验和良好的职业素养。另一方面，医疗机构还可以通过引进国内外优秀的音乐治疗师来充实团队力量，提高整体治疗水平。

2. 跨学科知识与技能的培训

要实现音乐疗愈与其他疗法的有效整合和协同作用，团队成员不仅需要具备扎实的音乐治疗专业知识，还需要了解其他相关学科的知识和技能。因此，医疗机构需要定期组织跨学科的知识与技能培训，帮助团队成员拓宽视野、更新观念、提高综合素质。这些培训包括心理学、医学、康复治疗学、社会学等相关学科的内容以及最新的音乐治疗理念和技术手段。

3.沟通与协作能力的培训

在多学科团队中工作，良好的沟通与协作能力是必不可少的。为了提高团队成员之间的沟通和协作效率，医疗机构需要重视沟通与协作能力的培训。这些培训包括沟通技巧、团队协作理念、冲突解决策略等内容，帮助团队成员更好地理解彼此的工作和需求，形成紧密合作的团队氛围。

4.跨学科研究机构或平台的建立

为了推动音乐疗愈与其他疗法的整合协同发展，医疗机构还可以考虑建立跨学科的研究机构或平台。这些机构或平台可以汇聚来自不同学科领域的专家学者和实践工作者，共同开展音乐疗愈相关领域的研究和发展工作。通过深入的交流和合作，不断挖掘音乐疗愈的潜力和价值，为临床实践提供更多的理论支持和实践指导。

（二）服务流程与标准的制定

音乐疗愈作为一种新兴的治疗手段，在与其他疗法整合协同作用的过程中，需要一套完善的服务流程和标准来规范操作与管理过程。这不仅可以保障治疗效果的稳定性和可持续性，还可以提高医疗机构的服务质量和患者满意度。然而，由于不同疗法之间存在差异性和复杂性等特点，制定统一的服务流程和标准具有一定的难度和挑战性。以下将详细探讨如何制定符合实际需求且具有可操作性的服务流程和标准体系。

1.深入了解不同疗法的特点与需求

在制定服务流程和标准之前，首先需要深入了解不同疗法的特点与需求。其中包括音乐疗愈、心理治疗、物理治疗、药物治疗等各种治疗手段的原理、适应证、操作规范等。通过全面的调研和分析，明确各种疗法之间的异同点和互补性，为制定统一的服务流程和标准奠定基础。

2.总结实践经验并持续改进优化

在实际操作中，医疗机构需要不断总结经验教训并进行持续的改进和优化。其中包括收集和分析患者的反馈意见、评估治疗效果的稳定性与可持续性、关注行业最新动态和技术成果等方面。通过持续的改进和优化，可以不断完善服务流程和标准体系，提高治疗效果和患者满意度。

3. 加强与相关行业的交流和合作

为了借鉴先进经验和技术成果，医疗机构需要加强与相关行业的交流和合作。其中包括与国内外优秀的音乐治疗机构、心理学研究机构、康复治疗中心等建立长期稳定的合作关系，共同开展学术研究、人才培养、技术交流等活动。通过深入的交流和合作，可以不断拓宽视野、更新观念、提高治疗水平。

4. 形成可操作性的服务流程和标准体系

在深入了解不同疗法的特点与需求、总结实践经验并持续改进优化、加强与相关行业的交流和合作的基础上，医疗机构形成了一套符合实际需求且具有可操作性的服务流程和标准体系。这套体系包括明确的治疗目标、规范的操作流程、科学的效果评估标准等，为临床实践提供有力的指导和保障。同时，医疗机构需要根据实际情况不断调整和完善这套体系，以适应不断变化的医疗环境和患者需求。

第四节　应对未来挑战的改进策略

一、提升音乐疗愈的专业化与标准化水平

随着音乐疗愈领域的不断发展，提升专业化和标准化水平已成为应对未来挑战的关键。这不仅有助于确保音乐疗愈服务的质量和效果，还能推动行业的健康、可持续发展。

（一）完善专业教育体系与职业认证制度

随着音乐疗愈在医疗、康复、心理等领域的广泛应用，其专业性和科学

性日益受到关注。然而，目前音乐疗愈领域的教育体系尚不完善，缺乏统一的标准和规范，从业人员素质参差不齐。为了提升音乐疗愈服务的专业水平，推动行业的规范化发展，亟需建立完善的专业教育体系和职业认证制度。

1. 专业教育体系的现状与问题

当前，音乐疗愈教育存在课程设置随意、教材内容陈旧、师资力量薄弱等问题。这些问题导致了音乐疗愈人才培养的滞后，无法满足社会对专业人才的需求。因此，建立完善的专业教育体系刻不容缓。

2. 建立专业教育体系的措施

（1）制定教育标准和教学大纲。应组织专家团队，结合国内外先进经验和实际需求，制定音乐疗愈专业教育标准和教学大纲。这将为各教育机构提供明确的指导，确保教育内容的系统性和连贯性。

（2）编写教材和参考书目。根据教育标准和教学大纲，组织编写适用于不同层次的教材和参考书目。这些教材和参考书目应涵盖音乐学、心理学、医学等多学科知识，注重理论与实践的结合，为学生学习提供全面的支持。

（3）加强师资队伍建设。通过引进优秀人才、加强在职培训、建立激励机制等措施，提高音乐疗愈教师的专业素养和教学能力。同时，鼓励教师参与科研和实践活动，提升其创新能力。

3. 推动职业认证制度的建立与实施

职业认证制度是提升音乐疗愈行业专业化水平的重要途径。应设立专门的认证机构，负责制定认证标准和程序，并对从业人员进行资格认证。通过认证的人员将获得相应的职业资格证书，作为从事音乐疗愈工作的必备条件。这将有助于规范行业秩序，提高服务质量。

4. 预期成效与影响

完善专业教育体系和职业认证制度后，音乐疗愈行业将迎来更加规范、专业的发展阶段。从业人员的专业素养和综合能力将得到提升，服务质量和效果也将得到保障。这将有助于提高社会对音乐疗愈的认同感和信任度，推动其在更广泛领域的应用与发展。

（二）制定统一的服务质量与效果评估标准

音乐疗愈服务作为一种新兴的医疗辅助手段，其服务质量和效果评估对于保障患者权益、提升服务水平具有重要意义。然而，目前音乐疗愈领域缺乏统一的服务质量与效果评估标准，导致评估结果难以比较和衡量。为了解决这一问题，急需制定统一的标准和评估方法。

1. 评估标准的现状与需求

当前，音乐疗愈服务的评估多依赖于主观感受和经验判断，缺乏客观、科学的评估标准。这不仅影响了评估结果的准确性和公正性，也制约了音乐疗愈服务的规范化发展。因此，制定统一的服务质量与效果评估标准势在必行。

2. 制定评估标准的措施

（1）组织专家团队进行标准制定。邀请音乐学、心理学、医学等领域的专家组成团队，共同研究制定音乐疗愈服务质量与效果评估标准。这些标准应涵盖服务流程、人员资质、设施环境、治疗效果等多个方面，以确保评估的全面性和系统性。

（2）明确评估指标和方法。在制定标准时，明确具体的评估指标和评估方法。评估指标应具有代表性和可操作性，能够真实反映音乐疗愈服务的质量和效果。评估方法应采用定量与定性相结合的方式，既注重客观数据的收集与分析，又兼顾患者的主观感受和评价。

（3）建立定期的评估机制。为了确保评估标准的实施效果，应建立定期的评估机制。通过定期对音乐疗愈服务进行评估和监测，可以及时发现问题并采取改进措施，从而不断提升服务水平。同时，可以将评估结果作为衡量音乐疗愈机构或从业人员绩效的重要依据。

3. 预期成效与影响

制定统一的服务质量与效果评估标准后，音乐疗愈服务的评估将更加客观、科学、公正。这将有助于提升音乐疗愈行业的整体形象和服务水平，提升患者的信任度和满意度。同时，将为音乐疗愈服务的规范化发展奠定坚实基础，推动其在更广泛领域的应用与推广。

二、加强跨学科研究与合作

音乐疗愈涉及音乐学、医学、心理学等多个领域的知识和技术。加强跨学科研究与合作，有助于推动音乐疗愈领域的创新和发展。

（一）建立跨学科研究平台与团队

随着科学技术的不断发展和学科之间的交叉融合，跨学科研究已成为推动科学创新的重要途径。在音乐疗愈领域，建立跨学科研究平台与团队，对于促进不同领域的专家之间的交流和合作、推动理论和实践的创新以及拓展应用领域和市场机会具有重要意义。

1.跨学科研究平台与团队的重要性

跨学科研究平台与团队的建立可以打破学科壁垒，促进不同领域知识的融合与创新。通过会聚音乐学、医学、心理学、神经科学等多领域的专家学者，共同研究音乐对人体生理、心理的影响机制，探索音乐疗愈的最佳实践方法以及开发新的音乐疗愈技术和产品。这种跨学科的合作与交流，不仅可以推动音乐疗愈理论与实践的深入发展，还有助于发现新的应用领域和市场机会，为音乐疗愈行业的持续发展注入新的动力。

2.建立跨学科研究平台与团队的具体措施

成立跨学科音乐疗愈研究机构，为不同领域的专家学者之间的合作提供平台，组织开展跨学科研究项目，推动音乐疗愈理论与实践的创新发展。

定期组织学术交流会议，围绕音乐疗愈领域热点、难点问题进行深入探讨，分享最新的研究成果，促进不同学科之间的知识融合与创新。

支持开展跨学科研究项目，如音乐对人体生理及心理的影响、音乐疗愈的实践方法、音乐疗愈技术及产品的开发等，促进不同领域的专家紧密合作，攻克音乐疗愈领域的难题。

为了保障跨学科研究平台与团队的顺利运行和发展，需要提供必要的资金和资源支持。这些支持包括研究经费、实验设备、数据资源等。通过提供充足的资金和资源支持，可以吸引更多的优秀人才加入音乐疗愈领域的跨学科研究，推动音乐疗愈行业的持续发展。

（二）推动音乐学、医学、心理学等领域的深度融合

在现代科学体系中，不同学科之间的交叉融合已成为推动科学创新的重要途径。在音乐疗愈领域，推动音乐学、医学、心理学等领域的深度融合，对于探索新的理论和实践方法、开发更具针对性和有效性的音乐疗愈产品与服务具有重要意义。

音乐学、医学、心理学等领域的深度融合，可以打破传统学科的界限和思维定式，探索新的理论和实践方法，开发出具有针对性的音乐疗愈产品和服务，满足不同人群的健康需求，推动音乐疗愈理论和实践创新发展。

在具体实践中，一是要加强学科之间的交叉融合研究，培养具备多学科背景的专业学者。二是推动相关学科之间的课程互选和学分互认，打破学科壁垒，实现课程资源共享，为学生提供多元化的学习选择。三是开展联合培养和双学位项目，集中不同领域的优质教育资源，培养出既具备音乐学、医学、心理学等多学科知识背景，又具备实践能力和创新精神的复合型人才。四是支持企业、高校和科研机构之间的产学研合作，推动音乐疗愈技术的产业化发展。通过产学研合作的方式，加快音乐疗愈技术的创新和应用步伐，为人们的健康生活提供更多、更好的选择。

三、拓展音乐疗愈的应用领域与市场

随着社会的不断发展和进步，人们对身心健康的需求日益增长。拓展音乐疗愈的应用领域与市场，有助于满足更多人群的需求，推动行业的快速发展。

（一）开发针对特定人群的音乐疗愈产品与服务

音乐疗愈作为一种非药物治疗方法，已经越来越受到人们的关注和认可。

不同人群由于年龄、文化背景、健康状况等方面的差异，对音乐的需求和反应存在很大的不同。因此，开发针对特定人群的音乐疗愈产品与服务，对于提高服务效果和用户满意度具有重要意义。

1. 市场调研与需求分析

要开发出真正符合特定人群需求的音乐疗愈产品与服务，需要进行深入的市场调研和需求分析。通过问卷调查、访谈、观察等多种方法，了解不同人群的音乐偏好、疗愈需求以及使用场景等信息。例如，儿童更喜欢节奏明快、色彩丰富的音乐游戏；老年人更倾向于待在安静、舒缓的音乐环境中以缓解压力和减轻孤独感；慢性病患者需要定制化的音乐疗愈来帮助缓解疼痛和焦虑情绪等。

2. 个性化音乐疗愈方案的设计

在了解了不同人群的特点和需求后，接下来需要设计个性化的音乐疗愈方案。这些方案根据不同人群的年龄、健康状况、文化背景等因素进行量身定制，包括音乐类型的选择、节奏和音量的控制、疗愈时间的安排等方面。例如，针对儿童的音乐疗愈方案可以采用亲子互动的形式，通过唱歌、跳舞等活动来增进亲子关系；针对老年人的方案则注重营造温馨的氛围，选择他们熟悉和喜爱的老歌来唤起美好的回忆等。

3. 与相关机构和企业的合作与开发

要成功开发出针对特定人群的音乐疗愈产品与服务，需要加强与相关机构和企业的合作。这些机构和企业包括音乐制作公司、医疗设备制造商、康复中心、教育机构等。通过合作，可以共同研发出适用于不同场景的音乐疗愈设备、软件和课程等，从而满足不同人群的需求。同时，可以通过合作推广和宣传，提高音乐疗愈的知名度和影响力。

4. 实施效果评估与持续改进

需要对开发出的音乐疗愈产品与服务进行实时效果评估，并根据评估结果进行持续改进。评估方法包括用户满意度调查、生理指标监测、心理量表评估等。通过这些评估，可以了解用户对产品的真实感受和需求，发现产品存在的问题和不足，从而及时进行改进和优化。同时，可以将评估结果作为未来产品研发的重要参考依据，推动音乐疗愈产品与服务的不断创新和发展。

（二）拓展音乐疗愈在康复医学、老年关怀、教育等领域的应用

随着人们对音乐疗愈认识的不断深入和实践经验的积累，音乐疗愈在康复医学、老年关怀、教育等领域的应用前景越来越广阔。为了推动音乐疗愈在这些领域的广泛应用和发展，需要采取一系列具体措施。

1. 加强与康复医学领域的合作与交流

康复医学是研究残疾人及患者康复的医学应用学科，其目的在于通过物理疗法、药物疗法、心理疗法等多种手段帮助患者恢复身体健康，提高生活质量。音乐疗愈作为一种非药物治疗方法，在康复医学领域具有广泛的应用潜力。通过与康复医学领域的合作与交流，可以深入了解患者的需求和康复过程，探索音乐疗愈在肢体功能恢复、心理状态改善等方面的应用方法和效果。同时，可以共同开展临床试验和研究项目，为音乐疗愈在康复医学领域的应用提供科学依据和实践经验。

2. 拓展在老年关怀领域的应用

老年人是社会中的重要群体，他们面临着身体机能下降、社交圈子缩小、孤独感增强等多重问题。音乐疗愈作为一种非侵入性、易于接受的方法，在老年关怀领域具有广泛的应用前景。通过为老年人提供定制化的音乐疗愈服务，可以帮助他们缓解孤独感、改善情绪状态、提高生活质量。同时，可以将音乐疗愈与养老服务相结合，打造出更具人文关怀和个性化的养老服务模式。

3. 推动在教育领域的应用与发展

教育是国家的根本大计，也是音乐疗愈可以发挥重要作用的领域之一。通过将音乐疗愈引入教育领域，可以帮助学生提高注意力、记忆力、创造力等多方面的能力。例如，在音乐课堂上加入音乐游戏和律动活动，可以激发学生的学习兴趣和积极性；在特殊教育中运用音乐疗愈方法，可以帮助有特殊需求的学生更好地融入社会等。同时，可以开展音乐教育师资培训项目，提高教师对音乐疗愈的认识和应用能力。

4. 推动相关政策和法规的制定与实施

为了保障音乐疗愈在更多领域的应用和发展，需要推动相关政策和法规的制定与实施。这些政策和法规包括行业标准制定、从业人员资质认证、服务质量控制等方面。通过制定明确的政策和法规，规范音乐疗愈行业的发展秩序，提高服务质量和安全性。同时，可以为音乐疗愈在更多领域的应用提供法律保障和政策支持。

参考文献

[1] 张贤. 高校图书馆音乐心理辅导服务 [J]. 文化产业,2024(3):163–165.

[2] 刘丽.《听琴经》琴乐养生思想与西方音乐疗愈对比研究 [J]. 乐器,2024(1):66–69.

[3] 蒋方舟,潘晟. 音乐心理剧治疗因素研究 [J]. 音乐文化研究,2023(4):130–141,6.

[4] 张苇杭. 音乐疗愈的心理机制研究——以音乐诱发情绪为例 [J]. 黑龙江工业学院学报（综合版）,2023,23(10):63–66.

[5] 孟建军."林泉·高致疗愈音乐会"带给人们别样的感受 [J]. 乐器,2023(6):105.

[6] 陈彦颖,罗彤. 老年人音乐疗愈产品设计研究 [J]. 创意设计源,2023(3):44–49.

[7] 赵海宝. 戏剧创作的靶向共情——音乐剧《哥哥回家》温暖疗愈的多维度呈现 [J]. 戏剧文学,2023(5):67–70.

[8] 瞿露露. 荣格心理学与音乐中的原型关系 [J]. 黄河之声,2023(9):179–182.

[9] 朱洋,库尔班. 艺术疗愈中声音的有效运用方式——评《音乐之路——在音乐治疗中创造声音的联系》[J]. 中国教育学刊,2023(5):143.

[10] 牛晓茹. 音乐史学习对高职师范学生心理健康的影响分析 [J]. 产业与科技论坛,2023,22(6):97–98.

[11] 刘婕. 民族音乐学中的声景疗愈——以《高山流水》为例 [J]. 黄河之声,2022(15):14–16.

[12] 李旭坤,庄建军,刘苏荟,等. 大学生心理健康疗愈音乐平台的微信小程序设计 [J]. 电子技术与软件工程,2022(3):57–61.

[13] 吴玉淳. 音乐疗愈身心的那些事儿在"音乐为药"的日子里 [J]. 音乐爱好者,2021(8):25–27.

[14] 黎小龙,郑洛宇. 民族音乐疗愈：基于神经生物学的节奏匹配机制形成的影响因素研

究 [J]. 大众文艺 ,2021(10):104-105.

[15] 万瑛 , 叶欣宇 , 廖惠娴 , 等 . 寻找和谐 : 音乐与医学融合的疗愈力量——"第六届音乐
与医学国际学术会议"综述 [J]. 黄钟 (武汉音乐学院学报),2020(3):53-66.

[16] 王洪莲 , 梁籹宁 , 何莉 , 等 . 初始沙盘结合音乐焦点疗愈技术对抑郁症患者的治疗效
果研究 [J]. 当代护士 ,2020,27(6):122-124.

[17] 周海宏 . 如何培养孩子在学习音乐过程中自我心理疗愈能力——防止伤害加深的教育
要点 [J]. 音乐生活 ,2020(4):71-74.

[18] 余倩 . 爱与疗愈 : 桑坦 · 考尔的音乐奇迹 [J]. 音乐爱好者 ,2020(1):46-49.

[19] 倪浙 . 运用音乐疗法疗愈受创心灵 [J]. 戏剧之家 ,2019(24):54.

[20] 杜安然 ."音乐疗愈"对改善老年人心理的作用及建议——以沈阳师范大学艺术惠民
工程为例 [J]. 北极光 ,2019(3):111-112.